LA GRIPPE

DANS LA GARNISON DE CLERMONT-FERRAND

EN 1895

PAR

Le Docteur VIGENAUD

Médecin principal de 2e classe, Chef de l'Hôpital mixte

―――~~∞~~―――

CLERMONT-FERRAND

TYPOGRAPHIE ET LITHOGRAPHIE G. MONT-LOUIS

2, Rue Barbançon, 2

—

1895

LA GRIPPE

DANS LA GARNISON DE CLERMONT-FERRAND

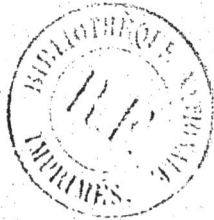

EN 1895

PAR

Le Docteur VIGENAUD

Médecin principal de 2° classe, Chef de l'Hôpital mixte

CLERMONT-FERRAND

TYPOGRAPHIE ET LITHOGRAPHIE G. MONT-LOUIS

2, Rue Barbançon, 2

—

1895

LA GRIPPE

DANS LA GARNISON DE CLERMONT-FERRAND

EN 1895

AVANT-PROPOS

—

Lorsque la pandémie grippale s'étendit sur l'Europe durant l'hiver de 1889-90, l'attention des médecins du monde entier fut concentrée sur cette manifestation épidémique. Il semblait que les doctrines microbiennes qui dominent la pathologie actuelle devaient éclairer d'un jour nouveau ce qu'il y avait d'obscur dans l'étiologie de cette affection. Aussi un grand nombre de savants se mirent-ils à l'ouvrage, en colligeant les matériaux réunis par nos devanciers, au cours des nombreuses épidémies qui se sont succédé depuis le xiiie siècle jusqu'à nos jours, et en les étudiant à la lumière des conceptions étiologiques nouvelles.

Dès l'abord il parut évident que la grippe devait avoir une origine infectieuse et, à partir de la fin de 1889, les bactériologistes de tous les pays s'efforcèrent de déterminer la nature de l'agent pathogène.

En même temps, le mode de propagation de l'affection soulevait les plus vives controverses: les uns accusaient des influences d'ordre général, cosmique, de présider à ces envahissements subits de contrées immenses; *seules*, disait notre maître Léon Colin (1), *seules la lumière et l'électricité vont aussi vite!* D'autres pensaient que la contagion, *la véhiculation humaine des germes* suffisait à expliquer sa diffusion si rapide (2), *la rapidité de la propagation ne dépassant pas la rapidité des voyages humains* (3).

L'opinion intermédiaire, celle qui tient compte des deux ordres de causes, a prévalu; si, en effet, la contagion, qui est prouvée d'une façon indéniable par les cas intérieurs des hôpitaux (4), par la transmission successive aux différents membres d'une même famille, par le cas si probant du paquebot *Le Saint-Germain* (5), par la préservation si souvent observée des gens séparés du monde, des habitants des prisons (6), des couvents cloîtrés (7), et mieux encore des gardiens de phares (8); si, disons-nous, la contagion participe d'une façon importante à la propagation de la maladie, elle est impuissante à expliquer les atteintes simultanées frappant des milliers de personnes d'un bout à l'autre du continent! La contagion qui favorise le rayonnement de l'épidémie autour d'un grand centre, d'une capitale (9), quelle raison peut-elle donner de l'immunité de telle partie de la population quand la majeure partie est atteinte (10)?

Pourquoi l'épidémie de 1889-90 a-t-elle mis un temps plus considérable à se généraliser que celles de 1557 et de 1580 et que dix autres antérieures à l'invention des moyens modernes de locomotion?

(1) Léon Colin, Acad. de méd., 17 décembre 1889.

(2) Antony, Arch. de méd. et de pharm. milit., novembre 1890.

(3) Arnould, Arch. de méd. et de pharm. milit., juin 1890.

(4) Barth, Soc. méd. des Hôp. de Paris, 14 février 1890.

(5) In Teissier. La grippe influenza. Paris, 1893.

(6) Arnould. *Loc. cit.*

(7) Richard-Sisley. De l'influenza épidémique. Londres, 1891.

(8) Parsons. Report to the local government board on the influenza epidemic of 1889-90. London, 1891.

(9) Jasson, in Teissier. *Loc. cit.*

(10) Follet, in Gaz. méd. de Paris 1840, page 332.

La contagion ne peut donner de tous ces faits une explication satisfaisante et l'on est obligé d'admettre, qu'à côté d'elle, d'autres influences doivent être mises en cause.

Bien avant l'explosion épidémique de 1889-90, STOLL (1), FORGET (2) et, à notre époque, Léon COLIN (3), avaient soutenu l'identité des maladies catarrhales saisonnières, de la grippe commune avec la grippe épidémique.

De cette assimilation soutenue également par FIESSENGER (4) et en Russie par TCHERNOV (5), devait découler cette idée que la grippe endémique de nos pays tempérés identique dans ses manifestations morbides avec la grippe épidémique, était vraisemblablement sous la dépendance du même agent pathogène, prenant sous l'influence de modificateurs inconnus, un degré de virulence plus élevé, en même temps qu'une puissance de transmission plus étendue (6). S'appuyant sur cette hypothèse, le professeur KELSCH, avec son remarquable talent d'exposition, émet l'idée que cet agent peut être *ubiquitaire, sans doute un saprophyte qui, semblable au pseudo-bacille de* LOEFFLER, *au pneumocoque ou au bacille typhique, vit en nous d'une vie silencieuse et qui reçoit, à l'occasion, chez l'individu ou chez les masses, l'impulsion pathogène de circonstances diverses d'ordre cosmique ou organique* (7).

Alors pour expliquer les pandémies grippales, il n'est plus nécessaire d'invoquer l'expansion si rapide du fléau parti du Nord ou de l'Est et envahissant le monde, il n'y a plus de raison de relier les manifestations épidémiques dont l'ensemble constitue la pandémie. De même que, dans

(1) STOLL, Méd. prat. II, page 26.

(2) FORGET. Gaz. méd. de Strasbourg, 21 janvier 1858.

(3) COLIN. Traité des maladies épidémiques, 1879, p. 501.

(4) CH. FIESSINGER. La grippe infectieuse à Oyonnax. Paris, 1889. La grippe endémique et la grippe européenne, 1890.

(5) TCHERNOV. Rapport de l'influenza en Russie. (Ann. d'Hyg., janvier 1891.)

(6) KELSCH et ANTONY. La grippe dans l'armée française. Arch. de méd. et de pharm. milit., septembre 1891.

(7) KELSCH. Loc. cit.

certaines années, on observe de tous côtés des épidémies de fièvre typhoïde, ou de diphtérie, sans lien étiologique apparent entre elles, de même dans ces explosions grippales éclatant partout à la fois, il s'agit vraisemblablement, suivant l'expression saisissante du professeur KELSCH, *d'une levée en masse de germes répandus un peu partout et vivifiés à un moment donné par des influences qui enveloppent toute une contrée* (1).

Ces hypothèses si vraisemblables, si plausibles au point de vue de nos notions d'épidémiologie, reçoivent de certains faits un commencement de démonstration matérielle ; nous voulons parler des perturbations profondes exercées sur la teneur en germes des principaux fleuves de la Russie, pendant l'épidémie de 1889-90. Les observations du professeur POEH, sur l'augmentation des matières organiques dans les eaux de la Néva, les examens bactériologiques du docteur ODO BUJWID, constatant que les eaux de la Vistule contenaient plus de 21 millions de germes par litre, en octobre 1889, au lieu des chiffres habituels oscillant entre huit cent mille et deux millions, puis ce chiffre s'abaissant avec la décroissance épidémique et atteignant un chiffre bien inférieur à la moyenne (135.000 germes) en décembre, les expériences de BABOUKINE trouvant dans les eaux de Moscou une quantité inusitée de germes et relevant la présence de l'érysipélocoque dans l'air des salles des malades (2), ont une signification importante.

Pour arriver à établir sur des données certaines l'histoire étiologique et épidémiologique de la grippe, il serait donc nécessaire d'élucider deux ordres de faits :

1° Connaître le micro-organisme grippal ;

2° Établir la nature des agents généraux qui modifient la virulence de cet agent pathogène et transforment, par là même, la grippe endémique en grippe épidémique.

(1) KELSCH. *Loc. cit.*
(2) IS TEISSIER. L'influenza en Russie 1890 et la grippe-influenza, 1893.

Agent pathogène de la grippe.

La recherche de cet agent pathogène a été l'objet de travaux innombrables et, de différents côtés, on considère la question résolue.

Les premières découvertes, quelque peu contradictoires, firent place d'abord à la conviction, pour un grand nombre, que la grippe et ses complications résultaient non d'un micro-organisme spécial, mais d'une association microbienne (BOUCHARD) (1).

A côté des bactériologistes croyant à une diplo-bactérie particulière, un second groupe plaçait les lésions sous l'influence d'un streptocoque; d'autres faisaient jouer le rôle principal au pneumocoque (WEICHSELBAUM) (2).

C'est alors que MM. TEISSIER, Gabriel ROUX et PITTION (3), trouvent dans l'urine des malades un diplo-bacille, entouré d'une capsule pâle, qu'ils considèrent comme le bacille grippal; ils s'appuient, pour cette affirmation, sur sa ressemblance étroite avec les micro-organismes vus, avant eux, par SEIFERT, JOLLÈS, KIRCHNER, BABÈS (4), KOWALSKI (5), HERING et BUJWID (6); en deuxième lieu, ils ne l'ont jamais vu en dehors de la grippe et enfin, en l'inoculant à des lapins, ils ont produit chez ces animaux un tableau clinique analogue à celui de la grippe; les courbes thermométriques sont surtout analogues, presque superposables; elles font ressortir les phé-

---

(1) BOUCHARD. Recherches bactériologiques sur la grippe et ses complications. (Semaine méd. 1890, p. 35.)

(2) WEICHSELBAUM. Bakter. u. Pathol. anat. Unsers. über die Influenza, u. ihre Complic. (Wien. méd. Woch. 1890, n° 6, Wien. Klin. Woch. 1890, n°s 6, 8, 10 Wien. med. Blætter..., 1890, n° 6.)

(3) TEISSIER. Loc. cit.

(4) BABÈS. V. Vorlauf, Mittheil. (Centralbl. f. Bactériol. Bd. VII, n°s 8, 15, 19.)

(5) KOWALSKI. H. Bacter. Unters. über Influenza. (Wien. Klin. Woch. 1890, n°s 13, 14.)

(6) HERING et BUJWID, in Teissier. Loc. cit.

nomènes caractéristiques de la rechute, si bien étudiés par les observateurs russes, ZAKHARINE, CHNAOUBERT, BOGAIOWLENSKI... (1).

Dans le sang, MM. TEISSIER, ROUX et PITTION avaient trouvé des éléments en chaînettes rappelant l'aspect extérieur des streptocoques. Ils démontrent que c'est une forme de passage du même diplo-bacille : une culture pure d'éléments en chaînettes provenant du sang d'une grippée a donné, sur gélatine, de magnifiques colonies de diplobacilles, identiques à ceux de l'urine. JARRON de Bordeaux (2), a tiré de l'urine, du sang, des crachats des malades, de l'épanchement pleural, un diplo-bacille polymorphe encapsulé. En somme, il confirme la découverte de TEISSIER.

D'autre part, en Allemagne PFEIFFER a trouvé un bacille spécial dans les crachats et les parois des bronches des malades de la grippe. Il n'a pu obtenir plusieurs générations qu'en l'ensemençant sur l'agar, ensanglanté avec une goutte de sang du malade.

C'est un bâtonnet épais, comme le bacille de la septicémie de la souris, mais plus court, parfois 3 ou 4 sont disposés en chaînettes. Il se colore facilement par la solution de ZIEHL, le bleu de méthylène chauffé de LŒFFLER. Comme les extrémités se colorent plus facilement, on obtient des images qu'il est possible de confondre avec des diplocoques et des streptocoques.

Ce bacille se cultive à l'état de pureté sur l'agar sucré à 1 1/2 pour 0/0 ; les colonies se manifestent sous la forme de gouttelettes transparentes, visibles à la loupe.

Inoculé aux rats, aux pigeons, aux souris, il n'a pas donné de résultats ; les inoculations aux singes et aux lapins ont réussi.

Dans les cas d'influenza non compliquée, on le trouve à

(1) TEISSIER. Loc. cit.
(2) JARRON. Contribution à l'étude bactériologique de la grippe. (Thèse de Bordeaux, 1894.)

l'état de pureté dans les crachats; quand il y a complication, on le trouve en compagnie d'autres organismes; il
émigre dans les tissus péri-bronchiques. On l'a reconnu en
cultures pures dans l'épanchement de la pleurésie grippale;
il disparaît des crachats quand ils cessent d'être purulents.
On ne trouve pas d'organisme analogue dans la bronchite
simple, ni dans la pneumonie, ni chez les phtisiques (1).

KITASATO (2) mettant à profit un artifice secret de KOCH
a pu obtenir des cultures pures d'un microbe qu'il croit
être celui de l'influenza. CANON (3) a trouvé dans le sang
de vingt malades un microbe qu'il déclare spécifique et
que KOCH affirme être analogue à celui de PFEIFFER : il a
l'aspect d'un bâtonnet ou d'un diplocoque. Sa présence
dans le sang a suffi à l'auteur pour diagnostiquer l'influenza.
Du sang, il pénètre dans les bronches d'où les crachats
l'expulsent.

Les colonies qu'il a semées sont semblables à celles de
KITASATO et de PFEIFFER.

PFEIFFER (4) pense que ni KITASATO, ni BABÈS, ni
BRUSCHETTINI, n'ont vu son microbe. Il est très sensible et
succombe en 24 heures dans l'eau stérilisée. Il se conserve
de 14 à 18 jours dans le bouillon de viande ou sur l'agar
ensanglanté. Très sensible à la dessiccation, il ne résiste
qu'une heure à 37°; à la température ordinaire, il périt en
8 à 20 heures; en quelques minutes à 60°. Il ne peut se
développer que dans le corps humain et pas ailleurs, ni
dans l'eau, ni dans le sol et sa transmission s'opère par
les sécrétions fraîches des muqueuses nasales, trachéales
et bronchiques.

Comme l'érysipélocoque il ne se rencontre qu'exception-

(1) PFEIFFER. Ueber die Erreger der Influenza. (Deutsch. med. Woch., n° 2, 1892.)

(2) KITASATO. Ueber den Influenza-bacillus und sein Culturverfahren. (Ibid.)

(3) CANON. Ueber einen Micro-organismus im Blute von Influenza-Kranken. (Soc.
de méd. int. de Berlin, 18 janvier 1892 et Ueber Züchtung des Influenza-bacillus aus
dem Blute der Influenza-Kranken. (Deutsche med. Woch., n° 3, 1892.)

(4) PFEIFFER et BECK. Weitere Mittheilungen über den Erreger der Influenza.
(Deutsch. med. Woch., n° 21, 1892.)

nellement dans le sang et les phénomènes morbides de la grippe sont le résultat d'une intoxication. Introduites dans le nez, les bronches ou les veines des singes ou des lapins, les cultures provoquent la dyspnée, la fièvre.... Après avoir été tuées par le chloroforme, elles produisent encore le même effet. Dans l'otite purulente, PFEIFFER a trouvé son microbe à côté du diplocoque de FRÆNKEL. Dans la méningite et la pleurésie purulente il a trouvé seulement le diplocoque de FRÆNKEL.

BOMBICI (1) pense que le bacille de l'influenza, même sec et après un long temps de dessiccation, est encore pathogène : insufflé dans les voies respiratoires, il détermine les lésions grippales; ce qui prouve la possibilité de la diffusion de la maladie par l'air. PFUHL (2) a trouvé dans cinq autopsies, dans le foie, la rate, les reins, le microbe de PFEIFFER.

Du milieu de décembre 1893 à la fin de février 1894, le service de RENVERS à l'hôpital MOABIT de Berlin a traité 35 malades de grippe. PIELICKE a pratiqué les examens bactériologiques : quinze fois il a trouvé le bacille de PFEIFFER dans les crachats, tantôt sous la forme de bâtonnets, tantôt sous la forme de petits diplocoques, libres ou enfermés dans les leucocytes; cinq fois il s'agissait de pneumonies grippales ; cinq fois seulement il put les cultiver sur l'agar ensanglanté. Chez un malade atteint de pneumonie anormale, il trouve des streptocoques, des pneumocoques et des pseudo-bacilles de la grippe, différant du type PFEIFFER par leurs dimensions et leurs filaments. Du reste, de même que BORCHARDT, qui les a aussi observés, il les considère comme une variété du bacille de PFEIFFER.

Les dix cas où les cultures n'ont pas réussi appartenaient à des grippes dans la période de déclin, ou à des cas com-

<hr />

(1) BOMBICI. Sulla diffusione dell'Influenza per mezzo dell'aria. (La Riforma médic. 18 août 1892.)

(2) PFUHL. (Berlin. Klin. Wochens., n° 39 et 40, 1892.)

pliqués d'infections secondaires (streptocoques, diplocoques capsulés). Dans vingt cas négatifs, il n'y avait rien,
ou un mélange de bactéries et de coques; parfois des
cultures pures de diplocoques ou de streptocoques.

PIELICKE (1) a observé 35 pneumonies dont 11 à évolution irrégulière : rémissions matinales, sueurs, défervos-
cence lytique ou complications mortelles, telles que pleurésies ou péricardites purulentes.

Dans les pneumonies régulières, il a toujours rencontré
le diplocoque de FRÆNKEL; dans les autres, des streptocoques associés deux fois seulement au staphylocoque doré.
Dans un des cas mortels, il a trouvé simultanément le
streptocoque et le bacille de PFEIFFER; sur le cadavre il
n'y avait plus que le streptocoque.

BORCHARDT (2) a trouvé dans les crachats de 35 malades sur 50 le microbe de PFEIFFER. Dans les crachats
rouillés, assez rares dans la pneumonie grippale, il accom-
pagnait le diplocoque de FRÆNKEL.

CHIARI (3) dans l'épidémie de Prague a fait trois autopsies et il a confirmé de tous points la découverte de
PFEIFFER. Deux fois le microbe était seul, une fois associé
au pneumocoque de FRÆNKEL.

PRIBRAM (4) l'a trouvé neuf fois sur 27 cas. Quand le
poumon se prenait, il était remplacé par le pneumocoque.

HUBER (5) a confirmé la découverte de PFEIFFER dans
vingt observations sur des militaires de la garnison de
Berlin. Contrairement aux assertions de CANON, il n'a pas
trouvé le micro-organisme dans le sang.

(1) PIELICKE. Bacteriologische Untersuchungen in der Influenza Epidemie, 1893-94.
(Berlin. Klin. Woch. no 23, p. 534, 4 janvier 1894.)
(2) BORCHARDT. Beobachtungen über das Vorkommen des Pfeiffer'schen Influenza-
bacillus. (Berlin. Klin., Woch. n° 2, 8 janvier 1894.)
(3) CHIARI. Zur Bacteriologie der Influenza. (Prag. med. Woch., n° 52, 1893 et
Hyg. Rundsch. IV, n° 2, 15 avril 1894.)
(4) PRIBRAM. Ibid.
(5) HUBER. (Zeitschr. f. Hyg. und Infeckt XV et Hyg. Rundsch. IV, n° 9, mai
1894.)

De ce court résumé, il résulte que les doutes ne sont point levés au sujet du micro-organisme grippal; peut-être serait-il possible de rapprocher les travaux des savants allemands de ceux du professeur TEISSIER, au moins au point de vue de la morphologie assez variable des organismes qu'ils ont observés. La dissidence est grande quant aux milieux de développement : PFEIFFER déclare son microbe très sensible et succombant en 24 heures dans l'eau stérilisée et M. TEISSIER, au contraire, a constaté que l'eau stérilisée, ensemencée avec son diplo-bacille, conservait ses microbes vivants pendant de longues semaines; le tube ensemencé en juillet, contenait encore vers septembre des diplo-bacilles animés de mouvements très accentués. Il pense même pouvoir rapprocher de son micro-organisme, les diplo-bactéries trouvées dans les eaux de Berlin et de Saint-Pétersbourg; fait intéressant à retenir au point de vue d'un mode de propagation possible de la grippe. Répétons que PFEIFFER affirme que son bacille ne peut se développer ni dans l'eau, ni dans le sol, mais seulement dans le corps humain: il ne pourrait se transmettre, selon lui, que par les sécrétions fraîches des muqueuses nasales, trachéales et bronchiques. Ces deux conclusions sont intéressantes à retenir pour étudier les modes de transmission de la maladie.

Agents généraux modificateurs de la virulence du microbe de la grippe.

S'il existe encore des incertitudes sur l'identité de l'agent pathogène de la grippe, l'obscurité est plus grande encore en ce qui concerne la nature des causes générales qui modifient la virulence de ce proto-organisme et transforment, par là même, la grippe endémique en grippe virulente, aux allures de pandémie.

De tous temps on a accusé les troubles de l'atmosphère d'être la cause déterminante des éclosions épidémiques.

On a accusé tour à tour le chaud et le froid! Le professeur TEISSIER, auquel nous avons fait de si larges emprunts, constate que le jour où la Néva fut complètement gelée, on vit l'épidémie décroître brusquement à Saint-Pétersbourg. De même à Moscou, les grands froids marquent le déclin épidémique. D'autre part, au cours de ses recherches bactériologiques, il remarque que 48 heures de fortes chaleurs atténuent notablement la virulence de ses cultures. A Clermont-Ferrand, durant le 1er trimestre 1895, époque à laquelle nous observons l'épidémie grippale qui est l'objet du présent travail, le froid a été plus rigoureux que d'habitude; le thermomètre est descendu jusqu'à 15° au-dessous de 0°. Le mois de février, où l'épidémie a atteint son apogée, *a été plus froid qu'il n'a jamais été depuis vingt ans* (1). La température de janvier s'est abaissée à partir du 26, et la période des grands froids a coïncidé avec le summum de l'épidémie. Donc, contrairement aux observations faites en Russie, *l'épidémie grippale a coïncidé avec un froid exceptionnel et persistant.*

Un autre élément, souvent mis en cause en matière d'étiologie, c'est la pression atmosphérique. M. MASSON (2) signale les oscillations barométriques et le degré élevé de la pression comme ayant marqué le début de l'épidémie de 1889-90, à Paris. A Clermont-Ferrand, au contraire, la pression a été exceptionnellement basse durant toute l'épidémie et les oscillations barométriques fréquentes et considérables durant les mois de janvier et de février; en mars, la pression a été plus fixe, en même temps que décroissait l'épidémie. En somme, ces observations s'accordent avec celles de M. MASSON, en ce qui concerne la fréquence et l'étendue des variations, ce qui caractérise bien plutôt l'influence barométrique que sa stabilité au-dessous ou au-dessus de la moyenne. Les orages qui résul-

(1) Communication de M. PLUMANDON, directeur de l'Observatoire de Clermont-Ferrand.
(2) MASSON. *Soc. de médecine publ.* Mai 1891.

tent parfois de cette variabilité en sont bien la preuve :
Duflocq (1) raconte qu'un soir d'orage, 150 personnes
furent frappées par l'influenza dans le bourg de Germain-
Beaupré, tandis que dans la huitaine précédente on n'avait
observé que 3 cas. *A Clermont-Ferrand, l'épidémie de
1895 a coïncidé avec une pression atmosphérique exceptionnellement basse. La pression moyenne du premier
trimestre de l'année, calculée sur 20 années, a été de
728,5, et, pendant le premier trimestre 1895, elle n'est
que de 722,3; d'autre part, les variations ont été nombreuses et brusques.*

L'état hygrométrique de l'air a été considéré, par un
certain nombre d'auteurs, comme un des facteurs les plus
importants de la genèse épidémique; c'est au bord des
rivières que les atteintes sont les plus fréquentes ; les
quartiers situés au bord de la Néva à Saint-Pétersbourg,
de la Moscowa, de la Yaouza à Moscou, de la Vistule à
Varsovie, du Dnieper à Kiew, sont les plus fortement
atteints (2); à Annecy, le Dr Solmon remarque que les
troupes les plus atteintes sont celles de la vieille ville,
aux rues étroites et parcourues par des ruisseaux....
A Moscou, le Dr Chnaoubert constate que l'humidité
atmosphérique reste à 95-98 pendant la période de
croissance et d'ascension de l'épidémie. Le Dr Masson
observe qu'à Paris, en 1889-90, il est tombé beaucoup
moins d'eau de pluie que d'habitude, et que néanmoins
l'humidité était extrême : l'hygromètre dépassait 80°.

A Clermont-Ferrand, l'humidité atmosphérique, pendant la période qui nous occupe, a un peu varié : En janvier elle est légèrement au-dessous de la moyenne des 20
années (0,71 au lieu de 0,77); en février, au contraire,
elle est notablement au-dessus de la normale (0,78 au
lieu de 0,71); en mars, elle reste encore un peu supérieure
au chiffre moyen (0,70 au lieu de 0,63).

(1) Duflocq. Cité par Widal, *Nouv. traité de méd.*, p. 807.
(2) Teissier. *Loc. cit.*

En somme, l'état hygrométrique de l'air a été faible en janvier et en excès pendant les mois de février et de mars.

La quantité d'eau météorique fournie par la pluie ou la neige a été moyenne en janvier, un peu en déficit en février (27ᶜᵐ au lieu de 33ᶜᵐ), et en énorme excès en mars (102,6 au lieu de 3ᶜᵐ) : il semblerait que la chute fréquente de la pluie et de la neige ait entraîné les germes en suspension dans l'atmosphère...? et favorisé la terminaison de l'épidémie. Le médecin-inspecteur du 11ᵉ corps allemand a également constaté que la fin de l'épidémie de 1889-90 avait coïncidé avec des pluies abondantes (1). Cette étude des conditions météorologiques coïncidant avec les épidémies grippales est décevante, en raison des observations contradictoires relevées à chaque instant : ainsi, pendant que les observateurs russes, le professeur TEISSIER, SOLMON, MASSON, nous-mêmes, constatons l'état hygrométrique élevé pendant les phases de l'épidémie, ARNOULD (2) déclare que l'hiver de 1889-90 a été, dans le premier corps d'armée, sec, presque sans pluie et sans neige, avec une humidité atmosphérique au-dessous de la moyenne... les microbes se mêlant aux poussières...? Suivant cet éminent hygiéniste, l'eau n'est pour rien dans la dissémination, les buveurs d'eau de canalisation ou d'eau de surface étant également frappés.

Les vents dominants durant la période qui nous occupe ont été les vents d'Est et de Nord-Est : ils ont soufflé deux fois plus longtemps que d'habitude au cours du trimestre.

Il est remarquable qu'en février, au summum de l'épidémie, on relève 229 heures de vents du Nord, chiffre bien supérieur à la moyenne, et 48 heures seulement de vents d'Ouest, au lieu de 137 heures, chiffre moyen des dix dernières années.

(1) DENNLER, *Arch. de méd. et de pharm.* Mém., février 1892.
(2) ARNOULD. *Loc. cit.*

Le courant intermédiaire, le Nord-Ouest, souffle un peu plus longtemps que dans les années moyennes, 150 heures au lieu de 101.

A Clermont, écrivait M. le médecin principal Driout, dans son rapport sur l'épidémie de 1889-90, *l'air était, depuis un mois, d'un calme extraordinaire; survient une bourrasque, et l'épidémie cesse, comme si ces grands vents avaient balayé les germes pathogènes qui encombraient l'atmosphère* (1).

Dans ce chaos de constatations discordantes, une note parait rallier la majorité des observateurs, et le Dr Didier (2) semble la résumer dans le tableau suivant : La grippe se développe épidémiquement de préférence dans une atmosphère humide, dont l'hygrométrie varie de 0,80 à 100, avec un temps couvert, de la pluie, de la neige, des inondations; par une pression barométrique peu élevée, avec des oscillations très marquées; une température basse, aux environs de 0°, avec gelées nocturnes et dégels fréquents, et sous l'influence de courants atmosphériques soufflant du Sud et de l'Ouest ???

C'est là un mince résultat et sujet à des exceptions tellement nombreuses que l'on est forcé d'avouer que la question reste irrésolue.

RELATION DE L'ÉPIDÉMIE DE GARNISON
En 1895.

En janvier, février et mars, la garnison de Clermont-Ferrand a été sévèrement éprouvée par la grippe. L'épidémie semblait éteinte en mars et nous bornions d'abord notre étude à ces trois premiers mois; mais, en avril, nous avons reçu un certain nombre de malades, peu nombreux

(1) Driout. Cité par Kelsch et Antony.
(2) Didier, *Essai sur la grippe* (Thèse de Paris, 1893).

mais sévèrement atteints, et nous avons dû les comprendre
dans ce travail. Durant ces trois mois, l'épidémie a
atteint environ 350 hommes des différents régiments caser-
nés dans cette ville. Je dis « environ » parce que nombre
de malades ont été classés dans les infirmeries et même
à l'hôpital sous diverses rubriques, alors que le diagnostic
véritable devait être « grippe ». De même que dans les
épidémies de fièvre typhoïde on observe fréquemment,
avant et après l'épidémie, de nombreux cas légers appartenant évidemment à l'épidémie régnante et qu'en raison de
leur bénignité et de leur courte durée, on n'ose pas classer
parmi les dothiénentéries; de même des atteintes de grippe
très anodines, très fugaces, ont été laissées de côté ou
simplement qualifiées d'*embarras gastriques* ou de *bronchites*. En outre, au début de l'épidémie, il était difficile
de distinguer les grippes vraies des affections catarrhales
saisonnières, si fréquentes dans cet hiver rigoureux; il a
fallu la rapidité et la multiplicité des atteintes pour préciser le caractère épidémique de la maladie.

Répartition des cas de grippe dans les différents régiments.

Les médecins des corps interrogés par nous sur les cas de
grippe observés dans les régiments, nous ont fourni les
renseignements suivants :

M. le médecin-major de 1re classe CAMUS, du 36e régiment d'artillerie, a soigné 81 cas de grippe à l'infirmerie
et 18 à la chambre.

La plupart de ces cas étaient caractérisés par de la courbature fébrile, de l'angine ou de la trachéo-bronchite. Les
cas les plus sérieux ont été hospitalisés.

M. le médecin-major de 1re classe CARAYON, du 92e régiment d'infanterie, dont le régiment a été presque complètement épargné, bien que la caserne qu'il habite soit

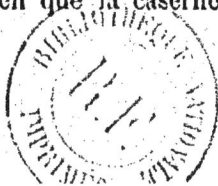

2

voisine du quartier du 36ᵉ d'artillerie, si sévèrement
éprouvé, et n'en soit séparée que par un mur mitoyen,
déclare n'avoir conservé, soit à l'infirmerie, soit à la chambre, aucun malade de la grippe; le tribut payé à l'épidémie
par son régiment se borne donc aux treize cas hospitalisés.

M. le médecin-major de 1ʳᵉ classe DOUART, du 16ᵉ d'artillerie, n'a soigné aucun cas de grippe au quartier ; à l'hôpital nous avons compté 46 cas appartenant à son régiment.

Enfin M. BEAU, médecin-major de 2ᵉ classe, chargé du
service médical du bataillon du 38ᵉ d'infanterie, détaché à
Clermont-Ferrand, a traité dans l'infirmerie-annexe de son
bataillon 35 hommes atteints de bronchites grippales. Le
début de l'affection était brusque, la fièvre haute (39°5 à
40°) avec ou sans frisson ; la dépression était marquée, la
céphalalgie frontale; il a observé de la pesanteur hypo-
gastrique et une anorexie persistante. Les symptômes
bronchiques ne se manifestèrent que le deuxième ou troisième jour. — 31 cas de grippe appartenant à son bataillon
ont été soignés à l'hôpital.

L'hôpital mixte a reçu pendant le premier trimestre de
1895, 226 hommes atteints d'affections grippales ; tous
n'ont pas été rangés, dès le début, sous cette désignation ;
mais l'épidémie déclarée, nous avons dû revenir sur certains diagnostics et préciser, à la suite de la lésion principale, l'influence infectieuse qui l'avait déterminée.

Sur ce total de 226 hommes hospitalisés, le 36ᵉ d'artille-
rie en a donné.............................. 133
  Le 16ᵉ d'artillerie............................ 46
  Le bataillon détaché du 38ᵉ d'infanterie......... 31
  Le 92ᵉ d'infanterie........................... 13
  Et les différents détachements................. 3

Il y a là un premier fait qui mérite de fixer l'attention.
L'effectif des différents corps pendant ce premier trimestre
a été le suivant :

Le 36ᵉ d'artillerie.................. 1.052 hommes.
Le 16ᵉ   —   .... 1.170   —
Le bataillon du 38ᵉ d'infanterie..... 434   —
Le 92ᵉ d'infanterie................ 1.473   —
Les autres détachements........... 269   —

Comment expliquer que la grippe ait frappé d'une façon aussi inégale les différents corps de la garnison ?

MM. KELSCH et ANTONY signalent des faits analogues : A Marseille, le bataillon du 55ᵉ de ligne, logé dans la caserne Saint-Charles, entre deux corps qui avaient payé un large tribut à l'épidémie, fut à peu près épargné. A Bourges, à Dijon, les différents régiments sont frappés très inégalement. A Neufchâteau certaines chambres furent respectées par la maladie (1).

Il est évident que la théorie de la propagation par la contagion ne donne pas l'explication de cette différence considérable des atteintes des troupes habitant la même ville, le même quartier, la même caserne même.... Il est vrai que les influences générales météorologiques, cosmiques, ne les expliquent pas davantage, et un nouvel élément doit entrer en cause : la réceptivité des différentes collectivités. Pour expliquer que deux casernes voisines, séparées par un simple mur mitoyen, soient inégalement frappées, il est nécessaire d'en chercher la cause dans un ordre de faits particuliers : la façon de vivre des organismes frappés doit entrer en ligne et la réceptivité si grande d'un côté d'un mur et si faible de l'autre tient sans doute au régime spécial de tel ou tel groupe militaire, plutôt qu'à des causes climatériques.

Voici la description que nous donnions dans un précédent travail (2) du quartier du 36ᵉ d'artillerie :

« Le quartier Desaix, casernement du 36ᵉ d'artillerie, » est situé en plaine, à 1,500 mètres de Clermont-Fer-

---

(1) KELSCH et ANTONY. Loc. cit.
(2) GIROD et VIGENAUD. Topographie médicale de Clermont-Ferrand, Société d'éditions scientifiques. Paris, 1891.

» rand, à 1 kilomètre des coteaux de Chanturgue, dernier
» contrefort des monts Dôme, et tout près de la chaussée
» du chemin de fer de Nimes à Paris, qui la sépare de la
» vallée de la Limagne.

» Son emplacement repose sur la nappe d'eau souter-
» raine qui reçoit les infiltrations séculaires venues de la
» colline sur laquelle s'élève Clermont-Ferrand.

» Entre le casernement et la ville se développent de
» larges avenues récemment tracées, bordées de terrains
» à bâtir actuellement cultivés et parsemés de petits res-
» taurants et baraquements spéciaux aux quartiers mili-
» taires ; à 500 mètres environ, dans cette direction, se
» trouvent la gare aux marchandises, une importante
» usine de produits chimiques et l'usine à gaz dont les
» émanations peuvent être considérées comme simple-
» ment, mais réellement incommodes.

» Du côté de Chanturgues se trouve le cimetière et les
» abattoirs de la ville, trop éloignés pour modifier en quoi
» que ce soit l'hygiène du régiment, la route de Clermont
» à Montferrand, occupée par de nombreux débits de bois-
» sons et enfin le casernement du 92e de ligne, immédia-
» tement adossé à celui du 36e d'artillerie.

» Dans la direction de Montferrand on rencontre un
» premier terrain de manœuvre, quelques champs culti-
» vés, puis les établissements militaires des Gravanches et
» à deux kilomètres le grand terrain de manœuvre ; enfin,
» vers le Sud-Est et au delà de la ligne ferrée, s'étend à
» perte de vue la plaine de la Limagne. A un kilomètre
» dans cette direction se trouve le village d'Herbet, qui,
» par suite d'un arrêté préfectoral datant de 1887, est
» devenu le depotoir principal de la ville. Ce village, qui
» possédait déjà deux usines de poudrette, est plus incom-
» mode que jamais pour le quartier Desaix, surtout par
» les vents d'Est et du Sud-Est qui, heureusement, souf-
» flent rarement dans la région.

» *Bâtiments.* — L'exposition principale du quartier

» Desaix est au Sud-Est. Cette exposition atténue consi-
» dérablement les inconvénients résultant de la variabilité
» de la température et de la prédominance des vents du
» Nord-Ouest. *Aussi les affections des voies respiratoires*
» *sont-elles moins fréquentes qu'au 92ᵉ de ligne dont*
» *l'exposition est opposée.* L'ensemble des constructions
» est d'un fort bel aspect : il appartient au type linéaire
» modifié et se compose de trois bâtiments principaux,
» formant cour ouverte complètement vers le Sud-Est. Ces
» bâtiments ont été occupés pour la première fois en 1879.
» Ces locaux ne laissent rien à désirer au point de vue des
» prescriptions réglementaires; quelques désidérata hygié-
» niques, auxquels il ne serait pas impossible de donner
» satisfaction, sont à signaler. La disposition des chambres
» des hommes dans le grand bâtiment est irréprochable.
» Ces chambres ont deux façades dont les fenêtres oppo-
» sées permettent une ventilation suffisante; leur capacité
» cubique dépasse souvent dix-huit mètres cubes par
» homme, et de larges escaliers en rendent l'accès facile.
» Pourquoi cette disposition si rationnelle et si générale-
» ment adoptée aujourd'hui par tous les ingénieurs n'a-
» t-elle pas été prise pour toutes les chambres des bâtiments
» latéraux?

» Les chambres nᵒˢ 32, 35, 31 et 31 du premier étage
» du bâtiment A sont séparées les unes des autres par un
» couloir central. Ce couloir inutile diminue leur cubage
» qui n'est plus que de quinze mètres cubes par homme ;
» il rend la ventilation et les travaux de propreté beau-
» coup plus difficiles. L'objection classique de la multi-
» plication des escaliers augmente le prix de revient de
» l'édifice, ne saurait être invoquée dans l'espèce, puisque
» trois magnifiques escaliers ont été construits dès l'abord
» dans chacun de ces bâtiments. Il y aurait un intérêt sé-
» rieux, au point de vue de l'hygiène, à supprimer ces
» couloirs, d'autant plus que cette opération n'exigerait
» qu'une faible dépense. La difficulté d'entretien des par-

» quets, malheureusement construits en bois de sapin, la
» faible pente des égouts et l'absence des chasses d'eau
» pour le nettoyage pendant la saison sèche, l'adoption du
» système des fosses fixes à la française, pour les latrines,
» sont à noter. (Des tinettes mobiles ont été établies depuis
» cette époque.) Le quartier Desaix est alimenté par l'eau
» municipale en quantité suffisante ; le réservoir est
» malaisé à entretenir dans un état de propreté parfaite.
» Des filtres Chamberland fonctionnent en permanence. »

La question d'exposition à tel ou tel courant atmosphérique ne peut donc être invoquée; le quartier du 36ᵉ d'artillerie étant beaucoup mieux exposé, comme nous venons
de le voir, au moins par sa façade principale, que la caserne
du 92ᵉ qui compte généralement plus d'affections des
voies respiratoires.

M. le docteur CAMUS, médecin-major de 1ʳᵉ classe au
36ᵉ régiment d'artillerie, pense que la situation du quartier de son régiment, en rase campagne par un côté,
exposé aux vents du Nord-Ouest, le rend plus vulnérable
que le quartier du 16ᵉ d'artillerie, situé au milieu de
l'agglomération urbaine…? A cela on pourrait objecter que
la plupart des rapports analysés par MM. KELSCH et
ANTONY, l'étude d'ARNOULD sur la grippe dans le 1ᵉʳ corps
d'armée, et l'ensemble des travaux sur l'étiologie de la
grippe s'accordent à reconnaître l'immunité relative des
habitations éloignées des agglomérations. Du reste, à Clermont même, le bataillon du 38ᵉ d'infanterie, presque aussi
sévèrement atteint que le 36ᵉ d'artillerie, est au milieu de
la ville. Une autre raison, invoquée par M. CAMUS, me
semble bien plus importante : c'est l'existence dans le
quartier Desaix d'immenses écuries-docks, sans plafond,
fort bien conçues au point de vue de l'aération, mais par là
même bien froides et bien dangereuses pour les hommes
de garde, par un hiver exceptionnellement rigoureux
comme celui que nous venons de traverser.

Il nous était venu à l'esprit, en songeant aux intéressantes constatations du professeur TEISSIER sur la persistance de son diplo-bacille *pendant de longues semaines dans l'eau du Rhône*, aux nombreuses observations des médecins russes sur l'immunité des groupes alimentés par une eau très pure, que le réservoir du 36ᵉ d'artillerie, déjà déclaré suspect par nous dans le travail que nous venons de citer, pouvait être incriminé. Mais les hommes ne boivent ou ne sont censés boire que de l'eau filtrée !

Et puis, le 38ᵉ d'infanterie, dont la situation est différente au point de vue de l'emplacement, de l'exposition et de l'eau alimentaire, pour quelles raisons a-t-il été frappé également d'une façon exceptionnelle? Après avoir examiné la question, nous en sommes réduits à incriminer les écuries immenses du 36ᵉ d'artillerie, cause constante de refroidissement pour les hommes, et un peu de surmenage chez les fantassins du 38ᵉ de ligne, dont l'instruction était menée d'une façon active, malgré les rigueurs de l'hiver.

Influence de l'ancienneté.

Nous avons pu remarquer dans l'épidémie que nous analysons que les jeunes soldats étaient frappés plus fréquemment que les anciens :

  208 jeunes soldats,
   18 anciens soldats.

Influence de l'arme.

L'arme n'a pas paru avoir d'influence : à côté du 36ᵉ d'artillerie très atteint, le 16ᵉ s'est montré peu touché, et le bataillon du 38ᵉ d'infanterie, comptant un effectif moyen de 431 hommes, durant le premier trimestre 1895, a donné presque trois fois autant de malades que le 92ᵉ de la même arme ayant un effectif de 1,473 soldats.

Cas intérieurs à l'hôpital.

Parmi le personnel de nos salles composé de trois sœurs, deux filles de service, deux infirmiers civils et six infirmiers militaires, nous avons eu deux sœurs, deux filles, les deux infirmiers civils, deux infirmiers militaires atteints, soit huit personnes sur treize, sans compter un des médecins traitants. Nous avons observé, en dehors du personnel médical, cinq cas intérieurs très nets : la grippe frappant dans leurs lits deux malades atteints de rhumatismes articulaires, un malade atteint d'oreillons et deux blessés.

Maladies ayant régné en même temps que la Grippe.

Les maladies qui ont régné en même temps que la grippe ont été :

L'érysipèle (9 cas) ayant déterminé deux fois des abcès de la face, complication assez rare dans nos salles où les érysipèles sont traités par des applications de glycérine bichlorurée et guérissent d'habitude sans accidents.

Les oreillons (42 cas) dont huit compliqués d'orchite, quatre compliqués de grippe à forme pulmonaire, et un de rhumatisme articulaire subaigu.

Aucun de ces malades n'a été gravement atteint; aucune suppuration n'a été observée, ni du côté de la parotide, ni du côté des testicules.

La rougeole (15 cas) dont quelques-uns ne laissaient pas que de présenter un diagnostic différentiel d'une certaine difficulté avec la grippe éruptive.

La scarlatine (2 cas) nettement confirmés par une desquammation caractéristique.

Dans quatre cas de grippes très graves, compliquées de broncho-pneumonie, nous avons trouvé sur les doigts de nos malades, ces *panaris sous-épidermiques*, vulgairement appelés tournioles, dont le pus est septique au plus haut degré. Il aurait été intéressant d'y chercher le bacille de PFEIFFER ou le diplo-bacille de TEISSIER.

Durée de l'épidémie.

L'épidémie n'a sévi avec intensité que durant sept semaines : les quinze premiers jours de janvier, les trois dernières semaines de mars et le commencement d'avril, n'ayant présenté que des cas isolés peu nombreux. Voici, du reste, le tableau des entrées pour grippe du 15 janvier à la fin avril :

Du 16 au 31 janvier.....................	6 entrées.
Dans la 1re semaine de février...........	13 —
— 2e — —	50 —
— 3e — —	60 —
Les six derniers jours.................	38 —
Du 1er au 15 mars....................	7 —
Du 15 au 31 —	4 —
Du 1er au 30 avril....................	13 —

En résumé les deux tiers des cas sont entrés du 8 février à la fin du même mois.

CLINIQUE.

La classification des différentes formes cliniques de la grippe est fort difficile. Depuis la simple courbature fébrile, durant quelques jours, jusqu'à la broncho-pneumonie, à la méningite ou à la néphrite, les manifestations du poison grippal sont tellement variées qu'il est peu commode de les faire entrer dans une classification simple et rationnelle.

Le professeur TEISSIER, dans la logique de sa conception étiologique de la grippe et de ses complications, admet : 1° des formes communes ; 2° la forme pseudo-phymique ; 3° des formes éruptives ; 4° la forme typhoïde ; 5° les formes larvées. En dehors de ces cinq variétés, il place dans une catégorie spéciale les complications telles que les congestions pulmonaires simples, les hémorragies, les phlébites, les artérites, les formes cardiaques, les méningites, les paralysies, les néphrites, les pleurésies, etc.... qu'il considère comme résultant de l'action des toxines sécrétées par la bactérie grippale.

Enfin dans un troisième groupe, il range les complications provenant d'une intervention microbienne nouvelle, comme la pneumonie et la broncho-pneumonie, les otites et les érysipèles.

Cette classification est basée sur la notion qu'il a conçue du bacille pathogène et de son action ; il serait prématuré de le suivre dans cette voie, d'autant plus que d'autres observateurs, comme nous l'avons vu, sont en désaccord avec lui sur l'agent primitif de cette infection et sur le rôle des associations microbiennes dans la genèse des complications. Sans chercher de classification savante, nous nous bornerons à diviser les grippes en deux groupes : les grippes bénignes et les grippes malignes.

Classification des cas de grippe observés à l'hôpital mixte de Clermont-Ferrand en janvier, février, mars et avril 1895.

GRIPPES BÉNIGNES.

Forme nerveuse, courbature fébrile simple.	5 cas.
Forme catarrhale simple, bronchite.....	120 —
Forme gastrite sans angine.............	4 —
Forme gastrite avec angine...	15 —

GRIPPES MALIGNES.

Bronchite généralisée grave.............	16 cas.
Congestions pulmonaires...............	8 —
Broncho-pneumonies et pneumonies.	42 cas dont 5 décès.
Pleurésies ou pleuro-pneumonies	6 cas.
Tuberculose aiguë suite de grippe........	1 décès.
Otite................................	6 cas.
Méningite...........................	2 cas dont 1 décès.
Nephrite............................	1 cas.
Eruptions diverses.....................	13 —
Phlegmons,..........................	2 —
Septicémie...........................	1 décès.

A.

Les *grippes bénignes* peuvent être subdivisées suivant la vieille classification de RÉCAMIER, en forme nerveuse, pulmonaire et gastro-intestinale.

a. *Forme nerveuse.* — Cette forme, la plus simple, débute par quelques frissons suivis de céphalée de la région frontale, du sommet de la tête ou de la nuque, parfois de douleurs articulaires, de vertiges, de névralgies diverses.

C'est cette forme si fréquente au début de l'épidémie de 1889-90 et parfois compliquée d'éruptions variées qui permettait la confusion avec la Dengue. Dans la présente épidémie nous l'avons observée très rarement à l'état isolé, cinq fois seulement; souvent au contraire, elle ouvrait la scène et les manifestations pulmonaires légères ou graves suivaient.

b. *Catarrhe des voies respiratoires.* — De beaucoup la plus fréquente, cette forme compte pour 129 cas dans notre statistique.

Débutant par du coryza et du larmoiement, quelquefois de l'épistaxis, elle se complique soit d'angine, soit de laryngo-bronchite. La voix est éteinte ou simplement voilée, la bronchite a des râles ronflants, parfois crépitants humides ; le thermomètre marque d'emblée 39° à 40°. L'urine est rare, concentrée, rougeâtre ; le foie et la rate légèrement tuméfiés. S'il ne se produit pas une localisation qui donne un caractère particulier de gravité à la maladie, on voit la fièvre tomber assez rapidement et au bout de quatre à cinq jours, il ne reste qu'une bronchite sans complications qui va s'atténuant progressivement; en quinze jours au plus, le malade guérit.

Il arrive assez fréquemment qu'après avoir vu la maladie évoluer de la sorte et la fièvre s'éteindre en quatre ou cinq jours, on la voit se rallumer subitement par une ascension brusque liée à une poussée pneumonique ou pleurétique dont la gravité peut devenir extrême.

c. *Forme gastro-intestinale.* — Rarement observée par nous à l'état isolé, elle complique d'habitude les précédentes et se confond avec elles. Elle débute parfois par de l'angine accompagnée de fièvre, sans retentissement ganglionnaire et se jugeant par une éruption d'herpès labial.

Elle est accompagnée le plus souvent de constipation et exceptionnellement de diarrhée (3 fois) ; nous l'avons enregistrée 19 fois. Dans quelques cas, elle s'est compliquée d'un peu de bronchite.

Ces trois formes que nous avons séparées en quelque sorte théoriquement, en nous basant sur les symptômes prédominants, se confondent généralement en une synthèse qui est le tableau le plus ordinaire de la grippe commune, avec prédominance ou effacement de tel ou tel symptôme.

Fièvre de 39° à 40°, frissons, céphalée, douleurs lombaires, brisure des membres, coryza léger, hypérémie des conjonctives, aspect rubéolique de la face, angine plus ou moins marquée, laryngo-bronchite; langue saburrale, anorexie, nausées, diarrhée ou plus souvent constipation.

Urine rougeâtre, rare, sédimenteuse, parfois albumineuse. Éruptions diverses, assez rares (13 fois sur 226 cas).

Les tuméfactions parotidiennes et les oreillons signalés par certains auteurs, nous ont paru être dus à une épidémie concomitante d'oreillons très marquée dans le cas présent : 42 cas d'oreillons et 8 orchites ourliennes.

B.

Le deuxième groupe comprend les grippes malignes. Cette malignité porte habituellement sur un des principaux appareils de l'économie, et cette localisation nous fournit une subdivision naturelle.

a. *Appareil respiratoire.* — La bronchite généralisée, la congestion simple, la pneumonie, la broncho-pneumonie et la pleurésie sont les principales formes des déterminations graves de la grippe sur l'appareil respiratoire.

La bronchite grippale grave, dont nous avons relevé 16 cas, a une physionomie particulière qui en assure le diagnostic pour un observateur attentif; son ensemble cependant pourrait la faire confondre avec la bronchite de la rougeole, et quand il existe une éruption, il serait difficile de les distinguer, si le milieu épidémique n'aidait pas à préciser la nature de l'affection.

L'irritation s'étend à tout l'arbre respiratoire; la muqueuse nasale, pharyngienne, trachéale, bronchique, est prise et il en résulte du coryza, du larmoiement et surtout

une toux incessante, spasmodique, qui, en secouant le malade tout entier, augmente les phénomènes douloureux de
la courbature et de la pleurodynie.

La fièvre est rémittente et la prostration, l'affaissement
général sont très prononcés. Le système nerveux, le cœur
sont dans un état d'asthénie qui se traduit par un pouls
fréquent, mou et petit, parfois très lent. Des sueurs abondantes se produisent souvent. Les symptômes d'auscultation sont ceux de la bronchite ordinaire et en dispropor-
tion notable avec la dyspnée très marquée. Il y a par-ci
par-là des zones de râles fins qui passent de la base au
sommet et réciproquement, avec une grande instabilité. Ces
foyers congestifs forment le noyau des complications graves, telles que la broncho-pneumonie ou la pneumonie.

La bronchite grippale est remarquable par sa persistance, par la promptitude avec laquelle les crachats visqueux du début deviennent muco-purulents et purulents ;
l'expectoration prend alors l'aspect des crachats tuberculeux de la période cavitaire ; ils sont nummulaires, déchiquetés ; certains observateurs ont voulu baser sur cette
particularité une forme *pseudo-phymique*, en somme assez
fréquente. Dans d'autres cas, l'expectoration conserve le
caractère du début et le principal phénomène est une
toux violente, fatigante à l'excès, produite par un chatouillement sous-sternal, au niveau de la bifurcation de la
trachée. L'anorexie est complète et la prostration physi-
que très accentuée.

La congestion simple (8 cas), offre moins de gravité ;
quelquefois cependant elle se traduit par une dyspnée intense avec ou sans point de côté et donne à l'auscultation
la perception de râles fins. L'hémorrhagie soulage le malade plutôt qu'elle n'aggrave la situation.

Que ces congestions résultent de fluxions actives ou
de paralysies vaso-motrices sous l'influence des toxines
grippales, elles se distinguent par une grande mobilité,
disparaissant ou changeant de place du jour au lendemain ;

parfois elles passent à l'état chronique, réalisant ce que
GRANCHER appelle la spléno-pneumonie (1) et que FAISANS
a observé dans l'influenza (2). DREYFUS-BRISSAC (3) décrit cette forme qu'il a baptisée du nom suggestif de
pneumonie pleurétique et dont les caractères, suivant lui,
sont : la fièvre, la dyspnée, le point de côté ; la matité,
avec souffle à l'expiration, l'égophonie, la diminution du
murmure respiratoire et des vibrations thoraciques.

La confusion avec la pleurésie à épanchement est assez
facile pour que de nombreux cliniciens aient pratiqué la
ponction, qui, naturellement, est restée sans effet (4).
Nous avons observé un cas remarquable de cette affection.

JACQ..., brigadier au 36ᵉ d'artillerie, entre à l'hôpital le 20 février ;
il présente une haute fièvre, de la bronchite généralisée, marquée
surtout du côté droit, qui est le siège d'un point de côté intense.

La percussion donne une légère submatité de tout le côté et les
vibrations sont diminuées, le bruit respiratoire étant cependant très
nettement perçu, ainsi que les râles de bronchite. Dès les jours suivants, la matité s'accentue au point de donner bientôt le son d'une
matité d'épanchement pleurétique ; les bruits respiratoires et les
vibrations diminuent de plus en plus. Deux ponctions à la seringue
de Pravaz restent sans résultat. En même temps les crachats sont
épais, nummulaires, plus ou moins déchiquetés ; l'amaigrissement
est très rapide et la fièvre du soir constante. L'examen bactériologique, pratiqué à trois reprises, ne dénote la présence d'aucun bacille
de tuberculose. Peu à peu la fièvre s'abaisse, l'état général s'améliore
et le malade part en congé de convalescence le 24 avril. A ce moment
la submatité est encore complète du haut en bas du côté droit ;
cependant la respiration est entendue dans toute l'étendue du poumon, un peu lointaine et voilée. Les vibrations thoraciques sont à
peu près identiques à celles du côté sain.

La pneumonie et la broncho-pneumonie (42 cas et 5
décès), qu'elles soient une conséquence de l'action du poi-

---

(1) GRANCHER. *Semaine médicale*, 1883, p. 208, 209.

(2) FAISANS. *Bull. médical*, juillet 1892.

(3) DREYFUS-BRISSAC. *Gaz. hebdomadaire*, 1886, p. 742.

(4) GRANCHER, BOURDEL, QUEYRAT, cités par ALISON. (*Arch. gén. de méd.*, avril
1890.)

son grippal, comme l'ont soutenu FINKLER (de Bonn) et RIBBERT, ou qu'elles soient dues à des invasions microbiennes nouvelles (1), se distinguent des pneumonies ordinaires par leur peu d'étendue ; elles sont lobulaires plutôt que lobaires et procèdent par poussées successives. Le grand frisson est remplacé par une série de petits frissons ; le point de côté manque, est retardé ou, au contraire, est d'une violence excessive ; les épistaxis sont fréquentes ; la dyspnée est constante ; elle tient sans doute à la bronchite concomitante ; on perçoit à l'auscultation quelques râles fins, un peu de souffle ; les crachats rouillés sont assez rares pour que WASSERMANN (2) déclare n'en avoir jamais observé ; nous les avons trouvés dans les deux tiers des cas. Les symptômes d'infection sont généralement accusés : la langue présente une bande médiane brûlée ; le foie, la rate sont augmentés de volume ; l'asthénie est progressive et l'asphyxie marquée ; le malade délire ; le pouls est mou et irrégulier. Dans les cas heureux, les malades expectorent d'une façon abondante des crachats visqueux d'abord, puis muco-purulents ; la fièvre tombe et le retour à la santé s'opère lentement.

Parfois au moment où l'amélioration s'établit, où la guérison semble s'annoncer, le malade est pris de point de côté violent ; on enregistre une ascension thermique brusque et une rechute, plus grave que la première atteinte, souvent même mortelle, se produit.

MALL... soldat au 38ᵐᵉ d'infanterie, entre à l'hôpital le 16 février pour bronchite grippale ; dès le surlendemain la broncho-pneumonie est nette et évolue avec une intensité moyenne ; le neuvième jour la défervescence se produit, la fièvre tombe à 37°2 le matin et n'atteint pas 38° le soir ; la respiration est plus libre et l'état général meilleur. Même état le lendemain. Le surlendemain MALL... est pris d'un point de côté qui lui arrache des cris de souffrance et des larmes, en même temps le thermomètre monte à 40° 4. C'est le début d'une poussée nouvelle qui le tue en 48 heures (1ᵉʳ mars).

(1) TEISSIER. *Loc. cit.*
(2) WASSERMANN. Soc. de méd. de Berlin. 31 mai 1894.

Deux autres cas semblables en tous points se présentè-
rent quelques jours plus tard.

GRAN..., canonnier au 36ᵐᵉ est hospitalisé pour une broncho-pneumonie double, très alarmante. Le teint est cyanosé, la dypsnée
extrême, le cœur très affaibli. Contre toute attente, au bout de quelques jours, la maladie semble céder; le malade expectore des quan-
tités de crachats muco-purulents, la respiration devient plus facile et
la fièvre tombe au septième jour. Le lendemain il est pris d'un point de
côté intense, et l'anxiété respiratoire devient de plus en plus grande;
il succombe au neuvième jour (Entré le 12 janvier, mort le 20).

SAN., du 36ᵐᵉ d'artillerie, entre à l'hôpital le 19 janvier. Il est atteint
de bronchite grippale généralisée ; la respiration est anxieuse et l'état
général très mauvais. Une première poussée de pneumonie du côté
droit vient l'aggraver et la situation devient précaire. Cela dure pendant une huitaine de jours et l'amélioration semblait se dessiner
quand une deuxième poussée pneumonique se produit du côté gauche
vers le sommet du poumon et emporte le malade au 25ᵐᵉ jour.

RENDU (1) qui a observé des cas semblables attribue la
mort à la paralysie du pneumo-gastrique et ce qui le
prouve c'est que, lorsque la mort arrive, le cœur s'arrête
avant la respiration.

Dans certains cas, nous avons vu la maladie évoluer avec
une rapidité encore plus grande et le malade succomber
en quelques jours.

Le nommé DELO..., du 16ᵐᵉ d'artillerie, était souffrant depuis quelques jours ; le 3 avril, jour de son entrée à l'hôpital, il accuse de la
courbature générale, des douleurs de reins très violentes, de la
céphalée; il a 40° de température. La broncho-pneumonie est mani-
feste; on trouve de la matité dans les 3/4 inférieurs du poumon droit;
du souffle, des râles disséminés ; les vibrations vocales sont diminuées. Le lendemain et le surlendemain la situation s'aggrave, la
respiration s'embarrasse de plus en plus et la mort survient au qua-
trième jour.

A l'autopsie : hépatisation grise du lobe inférieur droit en totalité
et du 1/3 inférieur du lobe supérieur correspondant. Les petites bronches renferment au niveau des parties hépatisées, des bouchons fibri-
neux assez consistants. La surface pleurale de ces parties du poumon
est recouverte d'une couche de fibrine.

(1) RENDU, *Société médicale des Hôpitaux*, 9 juin 1893.

3

Le poumon gauche présente une zone de splénisation avec pus dans les bronchioles.

Pas de liquide pleural.

Gir..., soldat au 38ᵐᵉ d'infanterie, entre à l'hôpital le 24 février pour une broncho-pneumonie double; son état est grave; il a le visage cyanosé, la dyspnée est intense ; malgré l'intervention thérapeutique la plus énergique, il succombe au septième jour.

Dans d'autres cas, les déterminations pulmonaires prennent une allure chronique; les crachats deviennent purulents, opaques, déchiquetés ; la fièvre hectique s'empare des malades et le diagnostic paraît s'imposer, jusqu'au jour où la recherche du bacille de Koch démontre l'absence du caractère tuberculeux de ces lésions (1).

Lemoine (2) décrit sous le nom de grippe pseudo-tuberculeuse, une forme de pneumonie du sommet, avec bronchite uni-latérale, aboutissant à la dilatation des bronches avec crachats purulents.

La pseudo-tuberculose a été observée assez souvent par nous au cours de l'épidémie de 1895.

Terren..., soldat au 92ᵉ d'infanterie, pleuro-pneumonie et pseudo-tuberculose ; sorti de l'hôpital après 46 jours de traitement.

Gend..., canonnier au 36ᵐᵉ d'artillerie, Bronchite uni-latérale et pseudo-tuberculose ; 32 jours de traitement.

Dum..., canonnier au 16ᵐᵉ d'artillerie. Broncho-pneumonie du sommet et pseudo-tuberculose; 30 jours de traitement.

Auza..., soldat au 92ᵐᵉ d'infanterie entre pour rhumatisme articulaire aigu ; pris de grippe à l'hôpital; broncho-pneumonie double ; amaigrissement squelettique; crachats pseudo-tuberculeux et sortie après 54 jours de traitement.

Chamb..., du 36ᵐᵉ d'artillerie, est malade depuis 15 jours quand il entre à l'hôpital; il présente de la bronchite généralisée d'abord, qui se localise aux sommets; la fièvre est rémittente, montant à 39° tous les soirs et redescendant presque à la normale le matin; le malade maigrit et émet des crachats purulents. L'amélioration se produit peu à peu et il part en convalescence après une trentaine de jours de traitement.

(1) Teissier in Lestra (Thèse de Lyon 1894).
(2) Lemoine (Congrès de méd. int. Lyon 1894).

Dans ces cinq cas, l'examen bactériologique fit écarter le diagnostic de tuberculose.

La *Pleurésie* a été souvent signalée dans les épidémies grippales ; la plèvre est touchée dans presque tous les cas de complications pulmonaires, mais souvent d'une façon fort légère. Ces lésions pleurétiques se produisent concurremment aux lésions du poumon et le plus souvent elles appartiennent à la variété signalée par le professeur TEISSIER (1) (autopsie dans laquelle il a reconnu la présence de véritables ampoules d'œdème appendues à la surface du poumon).

Le nommé DÉSOR..., soldat au 38ᵐᵉ d'infanterie, entre à l'hôpital pour une grippe à forme bronchitique de moyenne intensité, au cours de laquelle se produisit un épanchement pleurétique occupant la moitié inférieure de la plèvre. Traité par les moyens médicaux il guérit assez rapidement.

Le nommé HOSPI..., canonnier au 36ᵐᵉ régiment d'artillerie, fut hospitalisé avec une pleuro-pneumonie de gravité moyenne. L'épanchement ne dépassa jamais quatre travers de doigt à la base de la plèvre du côté droit et guérit également sans complications.

Trois autres cas analogues ont été enregistrés. La localisation pleurale la plus sérieuse nous a été fournie par un cas de pleurésie purulente d'emblée.

Le nommé FOUR..., du 92ᵐᵉ d'infanterie, entre à l'hôpital avec des symptômes asphyxiques qu'un épanchement pleurétique, à droite, expliquait insuffisamment. La haute fièvre, le frisson et l'état général alarmant donnaient l'idée d'un épanchement purulent d'emblée ; une ponction exploratrice, pratiquée le lendemain de son entrée fit reconnaître la présence du pus. L'empyème fut pratiqué séance tenante et après l'évacuation de mille cinquante grammes de pus, la plèvre fut lavée et drainée. Le malade resta pendant quelques jours fort souffrant ; la température continuait à monter chaque soir aux environs de 39° pour descendre le matin à 38°. Au bout d'une dizaine de jours la température s'abaissa et l'état général devint meilleur. L'appétit revint, ainsi que les forces, pendant que l'expansion pulmonaire réduisait de plus en plus la cavité suppurante. Bientôt la plaie opératoire se ferma et le malade sortit de l'hôpital, par réforme, après 56 jours de traitement.

(1) TEISSIER. *Loc. cit.*

Ce résultat, peu surprenant quand il s'agit d'empyèmes ordinaires, nous parut tout à fait inattendu, après l'expérience de 1889-90.

En effet, au commencement de 1890, nous avions observé coup sur coup, à l'hôpital de Clermont, trois malades qui firent de la pleurésie purulente sous nos yeux, en quelques jours, sans qu'aucune intervention ait pu être accusée d'avoir provoqué la transformation d'épanchements qui se révélaient purulents à la première ponction; trois fois nous pratiquâmes l'empyème. Durant les sept dernières années, nous avions eu l'occasion de pratiquer neuf fois l'opération de l'empyème pour des pleurésies purulentes, survenues en dehors de toute épidémie, et constamment nous avions vu une amélioration immédiate : la maladie s'arrêtait et l'état général se relevait; la guérison définitive était plus ou moins longue à se produire, soit en raison de l'établissement d'intarissables fistules, soit à cause de la tuberculisation qui se généralisait chez les malades; huit cependant guérirent assez bien pour rentrer dans leurs foyers; un d'entre eux fut même maintenu au service. Dans tous les cas, la trève dans la maladie fut la règle.

Dans les trois cas de 1890 l'ouverture de l'abcès pleural ne détermina aucune amélioration et la mort survint progressivement, en quelques jours; ce qui démontrait bien qu'il s'agissait d'un empoisonnement général dont la lésion de la plèvre n'était qu'un des multiples symptômes.

Cette fois nous avons été plus heureux, grâce, sans doute, à une intoxication moins grave; la pleurésie offre plus ou moins de gravité, suivant que l'épanchement contient des streptocoques ou des pneumocoques. La pleurésie purulente d'emblée a été souvent signalée au cours des épidémies de grippe. Le professeur LAVERAN (1) en a cité plusieurs cas; LEYDEN (2), de Berlin, l'a aussi observé souvent.

(1) LAVERAN. Soc. méd. des hôpitaux. 24 janvier 1891.
(2) LEYDEN. Société de méd. berlinoise. 19 février 1890.

Pour terminer l'histoire des complications pulmonaires de la grippe, nous relaterons les observations intéressantes faites par Kouskow (1) au cours de quarante autopsies de malades ayant succombé aux atteintes grippales. L'appareil broncho-pulmonaire présentait de la tuméfaction, de la congestion, un aspect terne; fréquemment il a rencontré des foyers hémorrhagiques; la muqueuse était quelquefois nécrotisée, soit superficiellement, soit dans toute son épaisseur; la surface en était couverte de mucosités contenant des cellules épithéliales, des hématies, des leucocytes et des microbes. Dans les bronches, l'épithélium était desquammé, soulevé par des épanchements sanguins. Les bronchioles sont obstruées par des bouchons de leucocytes, de fibrine et d'une substance hyaline.

Les artères rarement thrombosées ont leur endothélium tuméfié, proliféré. Les alvéoles présentent des noyaux de pneumonie grise, jaune et rouge, avec une égale fréquence; ces noyaux mous laissent sourdre du pus.

Les points de nécrose consécutifs à des thromboses artérielles ne sont pas rares.

Les microbes ont plutôt les formes cocciennes que les formes bacillaires dans le tissu alvéolaire.

Sur 40 autopsies, il a trouvé 19 fois de la pleurésie, 10 fois de la pleurésie purulente.

La grippe, nous venons de le voir, quand elle se localise sur l'appareil de la respiration peut produire toute une gamme de lésions, depuis la bronchite légère jusqu'à la pleurésie purulente; même quand les accidents sont légers, l'atteinte portée aux organes respiratoires est telle qu'il en résulte une disposition aux bronchites catarrhales. La plupart des auteurs qui ont écrit sur la grippe ont pensé que, par la façon profonde dont elle touchait les organismes atteints, elle pouvait éveiller une diathèse si-

(1) Kouskow. Anatomie pathologique de la grippe. *Gaz. clin. de Botkine.* 13 avril-15 juin 1893.

lencieuse jusqu'alors, donner un coup de fouet à une affection préexistante. Cette remarque s'est produite, à maintes
reprises, au sujet de la tuberculose et de nombreuses observations ont été relatées.

Dans notre sphère d'observation, nous avons pu constater qu'en 1891 le chiffre des réformes pour tuberculose,
prononcées par la Commission spéciale de cette ville, a été
de plus du double des moyennes annuelles précédentes.

Un grand nombre de malades interrogés par nous accusaient l'influenza, subie par eux l'année précédente, d'être
l'origine de leur maladie de poitrine.

Au cours de l'épidémie de 1895, nous avons observé un
cas qui nous a paru pouvoir être considéré comme une
manifestation de tuberculose aiguë succédant directement
à la broncho-pneumonie grippale.

Gitt..., canonnier au 36e d'artillerie, entre à l'hôpital le 7 février;
il est atteint de broncho-pneumonie ne paraissant pas au premier
abord très sérieuse : il se plaint de frissons et a saigné du nez; il a
39° le soir et 38°5 le matin; on trouve à l'auscultation un petit foyer
de râles sous-crépitants fins dans la fosse sous-épineuse droite, pas
de souffle; de la bronchite généralisée dans les deux poumons. Les
crachats sont visqueux, à peine rouillés. Au bout de quelques jours,
la température s'abaisse et l'état général est un peu meilleur; les crachats sont devenus épais, jaunâtres. Son père, que nous avons pré-
venu par lettre de la gravité de son état, nous déclare que son fils
est perdu, qu'il a vu mourir sa femme et ses trois autres enfants de
la même façon, que c'est la poitrine qui est prise... Cette déclaration
n'est pas sans nous décourager quelque peu; l'affection évoluait
comme ces pseudo-tuberculoses que nous avons signalées plus haut
et qui finissent par guérir après un temps plus ou moins long. Nous
redoutions ici une tuberculose vraie en raison des antécédents du
malade. Les premiers examens bactériologiques ne décèlent pas la
présence du bacille de Koch et ce n'est qu'au troisième essai qu'il est
rencontré. La situation va sans cesse s'aggravant et le malade succombe le 32e jour.

B.

Appareil de la circulation. — Les manifestations de la grippe sur les organes de la circulation ont été assez rares dans la présente épidémie. Nous n'avons enregistré ni endocardite infectieuse, ni phlébite, ni artérite, ni gangrène. Les troubles fonctionnels du cœur ont été observés assez souvent : la bradycardie et l'arythmie ont été fréquentes. Une fois nous avons rencontré la fausse angine de poitrine signalée par GAUCHER (1), BARTHÉLEMY (2), A. SANSOM (3) et d'autres auteurs.

Mme D..., appartenant à une famille militaire, âgée de 50 ans environ, est prise de frissons et de fièvre marquant l'étiologie grippale de sa maladie; chute thermométrique dès le deuxième jour; accès d'oppression avec sentiment de constriction thoracique des plus pénibles; sueurs froides, ralentissement considérable du pouls avec léger retard de la transmission de l'impulsion cardiaque et prostration considérable ; la douleur s'irradie le long du bras gauche et jusque dans les doigts. Ces accès se reproduisent plusieurs fois d'une façon assez sérieuse pour inspirer les craintes les plus fondées. L'amélioration se produit au bout d'une semaine et la guérison est lente à se confirmer.

Nous avons, nous le répétons, rencontré rarement de grippe cardiaque, et la plupart des symptômes fonctionnels relevés par nous semblaient provenir plutôt de troubles survenus dans l'innervation du cœur que de myocardite (4).

A. SANSOM *(loc. cit.)* met ces accidents sous la dépendance d'une névrite infectieuse du pneumo-gastrique ou du plexus cardiaque. ALTHAUS croit à une altération fonctionnelle du bulbe. Cependant Kouskow (5), au cours des autopsies, a presque toujours trouvé le myocarde mou,

(1) GAUCHER. Soc. méd. des hôpitaux, 13 mars 1890.
(2) BARTHÉLEMY. Notes sur la grippe. Arch. gén. de méd. Septembre 1890.
(3) SANSOM. Brit. med. Journ. 16 juin 1891.
(4) H. HUCHARD. Soc. méd. des hôp. 24 janvier 1890.
(5) KOUSKOW. Loc. cit.

grisâtre, exsangue. Le microscope relevait la dégénéres-
cence albumineuse ou hyaline; parfois il a rencontré des
points hémorrhagiques.

C.

Système nerveux cérébro-spinal. — Les déterminations grippales sur le système nerveux, observées par
nous ont été peu nombreuses et de gravité très inégale :
à côté du délire plus ou moins prononcé, nous avons vu
deux cas de méningo-encéphalopathies dont un mortel et
un véritable accès de manie aiguë terminé également par
la mort.

Le délire, souvent observé, ne dépassait pas les limites
de ce qui se produit dans la pneumonie du sommet; une
fois, il se montra persistant; même le matin, au moment
où la fièvre fléchissait, le délire subsistait et, en fixant
l'attention du malade, on n'arrivait pas à faire cesser son
trouble mental. La raison revint avec la défervescence.

Chez un second malade, le délire prit la forme d'un
accès de manie aiguë.

Val..., canonnier au 16ᵉ d'artillerie, entre à l'hôpital d'urgence
le 17 février pour une broncho-pneumonie double compliquée de
laryngite. Il est à peu près aphone et est en proie à un délire furieux.
Il refuse toute boisson, tout médicament, et s'épuise en efforts pour
se lever; il résiste aux hommes qui le maintiennent et profère des
injures contre tout ce qui l'approche ; il semble éprouver des hallu-
cinations; il devient nécessaire de lui mettre la camisole de force. Il
succombe au bout de deux jours à l'asphyxie cardio-pulmonaire, et
ce n'est que dans les dernières heures de sa vie que son agitation
diminue, sans que sa raison revienne entièrement (son décès figure au
compte des broncho-pneumonies).

Joffroy (1) cite un cas de délire maniaque qui, plus
heureux que le nôtre, fut suivi de guérison. La broncho-
pneumonie double n'existait pas et les désordres étaient
purement nerveux.

(1) Joffroy. Soc. méd. des hôp., 28 mars 1890.

SAVAGE (1) a observé des cas analogues et il pense que ces déterminations sur le système nerveux résultent de prédispositions : sénilité, alcoolisme, syphilis, maladies mentales antérieures... L'observation relatée plus haut semble confirmer cette hypothèse, notre malade étant notoirement alcoolique.

Dans un cas fort intéressant nous avons constaté une paralysie des membres inférieurs succédant à l'infection grippale.

PERR...., du 92ᵉ d'infanterie, entre le 2 avril à l'hôpital; il est souffrant depuis six jours d'une angine qui a l'aspect diphtérique. Cependant l'absence de retentissement ganglionnaire fait écarter ce qualificatif et l'angine est attribuée à la grippe. Le malade a une éruption rubéolique; la fièvre tombe progressivement, l'angine guérit, et le malade qui accuse de la parésie des membres inférieurs, arrive peu à peu à l'impotence absolue; il est encore en traitement pour cet état que nous ne considérons pas comme définitif.

Il nous a été donné d'observer deux cas de méningo-encéphalite.

PON...., soldat au 38ᵉ d'infanterie, entre à l'hôpital le 4 février pour embarras gastrique fébrile; il ressent des douleurs de tête aiguës, lancinantes; son intelligence présente un certain degré d'obnubilation dont on le fait sortir par des interrogations impérieuses; la pupille est dilatée, le ventre rétracté, la nuque raide et le corps comme tétanisé. Il présente un peu de bronchite généralisée, pas d'otite; 40° de température. Dès le second jour, il tombe dans un coma qui dure jusqu'à sa mort, survenue au huitième jour.

LAF...., soldat au 38ᵉ d'infanterie, est malade depuis deux jours seulement quand il se présente à l'hôpital. Il a de l'embarras gastrique; sa face est rouge, congestionnée, la nuque raide et douloureuse; il souffre cruellement de la tête. Sa température oscille de 39°5 à 40°; le ventre est légèrement creusé, l'intelligence persiste fort nette et fort lucide; le troisième jour la fièvre est tombée d'un degré, la céphalalgie est très atténuée, la langue saburrale. La figure est toujours congestionnée; ces symptômes vont en décroissant lentement, en même temps que la fièvre s'abaisse en échelons.

Il paraissait à peu près guéri, quand il tombe brusquement dans le coma et succombe le 32ᵉ jour.

(1) SAVAGE. Influenza and neurosis. *Journal of ment. Sc.* Juillet 1892.

FURBRINGER (1) a décrit deux cas semblables. Pour le premier des deux cas observés par nous, le diagnostic de méningite tuberculeuse pouvait être prononcé et c'est l'absence de prodrome, la céphalalgie gravative, l'augmentation de volume de la rate et la haute température du début, plus élevée que dans la tuberculose méningée qui nous ont fait opter pour l'affection grippale, malgré la terminaison fatale qui n'est pas de règle en pareil cas.

A. LESTRA (2) a consacré un chapitre de sa thèse à ce diagnostic différentiel. Nos collègues TROUILLET et ESPRIT (3) ont étudié d'une façon intéressante ces méningo-encéphalopathies grippales, et notre deuxième observation rentre bien dans la *forme de moyenne intensité* qu'ils ont décrite.

D.

Appareil génito-urinaire. — Chez un assez grand nombre de nos malades, nous avons observé des albuminuries transitoires ; il s'agissait sans doute de glomérulites passagères. Dans un cas seulement nous avons relevé la néphrite aiguë, s'accompagnant d'œdème généralisé.

Le nommé Ba..., soldat au 92ᵉ, entre à l'hôpital avec le diagnostic : bronchite et fièvre. Nous constatons une pleuro-pneumonie de moyenne intensité qui cède au bout de quelques jours. La figure bouffie du malade, son teint pâle nous mirent sur la voie de l'albuminurie qui était très marquée ; l'œdème se généralisa, mais resta surtout évident au visage. La diète lactée finit par triompher de son mal.

Dans un autre cas nous avons observé une hématurie. Le docteur LAMARQUE (4) de Bordeaux a signalé des faits semblables.

(1) FURBRINGER. *Dentsche med. Woch.* Nᵒ 3. 1892.
(2) A. LESTRA. Thèse de Lyon.
(3) TROUILLET et ESPRIT. Méningo-encéphalopathie de nature grippale. *Sem. méd.* 24 avril 1895.
(4) LAMARQUE. Annales des maladies des organes génito-urinaires.

Il a vu le retentissement grippal dépasser les tubes uri-
nifères et déterminer des inflammations des calices, des
bassinets, même du tissu cellulaire ambiant et déterminé
des abcès périnéphrétiques.

Nous n'avons pas pu constater l'urobilinurie qui, d'après
HAYEM (1) est une conséquence habituelle de la grippe.

LÉCORCHÉ et TALAMON (2) ont relaté un cas d'albuminurie intermittente au cours de la grippe, et LEYDEN (3) a
montré à la Société de médecine de Berlin le rein d'un
malade mort d'une néphrite due à l'influenza.

E.

Appareil auditif. — Nous relevons sur nos registres
10 cas d'otite grippale, dont 5 ayant gagné l'oreille
moyenne et ayant déterminé une suppuration abondante
et la perforation du tympan. Comme dans les 57 cas cités
par MÉNIÈRE (4), nous avons pu observer l'envahissement
prompt des caisses, des accidents locaux avec peu de retentissement général et une suppuration abondante; jamais nous n'avons vu la périostite du conduit.

Dans 5 cas, l'otite s'est bornée à une ecchymose ou une
phlyctène du tympan, de même que l'a observé HERCK,
de Paris (5).

F.

Bouche, nez, yeux. — Nous avons eu l'occasion de
voir un cas remarquable de stomatite ulcéreuse, coïncidant avec une poussée grippale. Ces complications buc-
cales, signalées en Allemagne par LEYDEN, EWALD et

---

(1) HAYEM. Soc. méd. des hôpitaux. 14 février 1890.
(2) LÉCORCHÉ et TALAMON. La médecine moderne, 8 septembre 1892.
(3) LEYDEN. Soc. de méd. berlinoise, 19 février 1890.
(4) MÉNIÈRE. Soc. d'otologie et de laryngologie, 24 mai 1890.
(5) HERCK, de Paris. Soc. française d'otologie, 15 mai 1890.

HAGENSCHMIDT, ont été également constatées en France par BUCQUOY, COMBY, GAUCHER, WIDAL.... Dans notre service, elles ont été des plus rares.

En revanche, la plupart de nos malades ont débuté par un coryza, plus ou moins prononcé, parfois très persistant.

L'auteur de ce travail eut, en 1890, une atteinte de grippe qui débuta par une haute fièvre, de la courbature, et se localisa uniquement, dès le 3e jour, sur la muqueuse nasale. Les sinus se remplissaient de liquide séro-purulent qui se reproduisait au fur et à mesure de son évacuation ; une grande quantité de muco-pus fut ainsi rejetée. La guérison survint après une intervention thérapeutique brutale : une injection de solution de sulfate de cuivre, faite à l'aide d'un laveur, placé très haut. La douleur produite par l'introduction du liquide dans les sinus fut très vive, mais la guérison immédiate.

Un auteur anglais, FÉLIX SEMON (1), raconte son observation personnelle qui est analogue à la nôtre.

J. RYLE (2), dans le même journal, relate un fait semblable.

Les épistaxis ont été fréquentes, et, dans 23 cas, nous avons noté des saignements de nez, depuis quelques gouttes jusqu'à un écoulement réel ; jamais cependant de perte sanguine inquiétante, comme celles signalées par W. DE ROALDES (3).

Une fois seulement nous avons eu à soigner une dacryoadénite que nous pouvions rattacher légitimement à l'influenza ; fait observé déjà par PIGNATARI (4).

(1) FÉLIX SEMON. Acute inflammation of the left of Hyg. after Influenza. Med. Journal, 17 mars 1894.

(2) J. RYLE. Brit. med. Journal, 17 mars 1894.

(3) W. DE ROALDES. Bases of alarming epistaxis of grippal origin. Med. Record. 14 octobre 1893.

(4) PIGNATARI. Revue gén. d'opht. Janvier 1894.

G.

Peau. — Les éruptions grippales n'ont été observées que 13 fois, d'une façon certaine, sur 229 malades qui ont été soumis à notre observation. Ces éruptions ont été cinq fois d'apparence scarlatiniforme, et comme nous avions en même temps quelques cas de scarlatine, le diagnostic différentiel était hésitant. Le développement du syndrome grippal et l'absence de desquammation pendant la convalescence ont semblé confirmer le diagnostic de grippe.

Cinq fois l'éruption parut être celle de la rougeole qui sévissait dans notre service de contagieux, à la même époque. C'est l'allure générale de la maladie, la coexistence de congestions pulmonaires marquées dans deux cas, un certain degré de tuméfaction de la rate, qui firent poser le diagnostic d'éruption grippale.

Nous avons constaté une fois un érythème généralisé dont la confusion avec aucune maladie n'était possible.

Une autre fois, l'éruption était vésiculeuse et miliaire. BARTHÉLEMY (1) décrit un cas analogue et le compare aux éruptions de la fièvre typhoïde qu'HANOT a rapportées hypothétiquement à des décharges microbiennes. Nous ne comptons pas dans cette énumération les éruptions d'herpès observées assez fréquemment.

II.

Tissu cellulaire. — L'action pyogène du micro-organisme grippal a été reconnue par la plupart des auteurs.

Les autopsies ont démontré que, dans les cas de pneumonies et de broncho-pneumonies, les malades succombaient avec des lésions de l'hépatisation grise.

(1) BARTHÉLEMY. Notes sur la grippe épidémique (*Arch. gén. de méd.*, septembre 1890).

La promptitude avec laquelle le pus se forme dans les cas d'otite, de pleurésie, les 40 autopsies de Kouskow, desquelles il résulte que, dans tous les organes, on observe deux ordres de lésions des hémorrhagies et des suppurations avec points de nécrose locaux et métastatiques, les observations de BARTHÉLEMY (1) relatant de nombreux cas de furoncles, d'anthrax, d'abcès sous-cutanés... toutes ces constatations démontrent cette action pyogène.

Dans deux cas, nous avons cru pouvoir rattacher à l'infection grippale des suppurations sous-cutanées survenues pendant l'épidémie.

Le premier cas est celui de M. X..., personnalité étrangère à l'armée, qui, après des prodromes de lassitude générale, de courbature, de brisure des membres, vit apparaître, sans cause appréciable, un vaste abcès au-dessous des bourses. L'ouverture de cet abcès donne issue à une assez grande quantité de pus fétide qui, malheureusement, ne put être examiné ; mais la preuve clinique de l'origine grippale résulte, selon nous, de la persistance de la fatigue, de la faiblesse générale, d'un léger mouvement de fièvre et de céphalée chez le malade, qui est un homme très vigoureux, après l'ouverture de l'abcès et le lavage de son foyer.

Le deuxième cas fut observé dans nos salles : Le nommé Pey..., canonnier au 36ᵉ d'artillerie, entre à l'hôpital pour un phlegmon de la main, très localisé et incisé dès le début. Le tissu cellulaire de l'avant-bras et du bras jusqu'à l'aisselle subit la fonte purulente et il fallut recourir au thermo-cautère pour limiter par une ceinture de ponctions profondes l'envahissement du mal. La fièvre était continue, et l'examen du pus y démontra la présence de nombreux streptocoques.

Dans deux cas d'érysipèles de la face évoluant à côté de nos grippes, nous avons observé des phlegmons palpébraux avec suppuration abondante.

Septicémie. — Nous rattachons également à l'infection grippale, un fait des plus intéressants, observé par nous sur un malade du 38ᵉ d'infanterie.

(1) BARTHÉLEMY. *Loc. cit.*

Le nommé RIP... entre, le 15 janvier, à l'hôpital pour un phlegmon de l'angle de la mâchoire, faisant penser à l'actinomycose ; il éprouvait des frissons violents, une haute fièvre de 40°5. Pendant les 48 heures qu'il avait passées à l'infirmerie, il avait présenté des signes de grippe, de la courbature, de la bronchite, et ce n'était que le degré élevé de la fièvre qui l'avait fait hospitaliser.

L'abcès de la mâchoire fut ouvert largement, sans donner issue à autre chose qu'à un pus mal lié, qui ne contenait pas les corpuscules de l'actinomycose, mais qui abondait en streptocoques, staphylocoques et pneumocoques. Malgré la quinine à haute dose et les toniques, les frissons continuèrent, la langue devint sèche et brûlée, et la mort survint dans le 4e jour.

L'autopsie, malgré nos instances, n'a pu être faite, les parents s'y opposant absolument. Il eût été intéressant de rechercher si les douleurs perçues dans la région hépatique et dans un genou avaient pour origine des lésions métastatiques.

Thérapeutique.

1° PROPHYLAXIE.

Avant de chercher quelles interventions thérapeutiques seraient les plus efficaces pour combattre le poison grippal, peut-être serait-il mieux d'essayer de défendre les organismes contre sa pénétration ? Ce problème n'a pas été sans préoccuper les hygiénistes et les médecins. Mais s'il est possible de supprimer un des modes de propagation de la fièvre typhoïde, en ne buvant que de l'eau mise à l'abri des germes typhiques, d'éviter la diphtérie par l'isolement absolu des malades et la destruction des productions morbides, il est bien difficile de trouver les mêmes moyens d'action contre le germe subtil de la grippe. Si elle ne procédait que par contagion, on pourrait par l'isolement des malades restreindre son expansion, mais, comme nous l'avons exposé au commencement de ce travail, la contagion ne suffit pas à expliquer la diffusion de la maladie et les agents généraux qui président à la révi-

fication des germes répandus un peu partout, étant inconnus, nous restons désarmés contre leur influence.

Quoi qu'il en soit, la contagion pouvant revendiquer une
part élevée dans la dissémination de la maladie, l'isolement des malades devra être pratiqué toutes les fois qu'il
sera possible. Dans le même ordre d'idées, on recomman-
dera le licenciement des écoles, des casernes, des collectivités où la maladie apparaîtra.

La Société d'épidémiologie de Londres a conseillé l'isolement malgré ses difficultés : 1° pour les personnes chez
lesquelles une attaque d'influenza serait grave, en raison de
leur âge ou de leurs infirmités; 2° pour les premiers cas
d'influenza dans une localité ou dans une maison, s'ils sont
reconnus au début; 3° enfin, dans les locaux où cet isolement est facile (1).

Ce que nous avons pu établir, d'après les auteurs, sur
la nature des influences générales qui règnent habituellement aux époques d'épidémie, c'est le degré de l'humidité atmosphérique des régions frappées par le fléau, c'est
la situation des agglomérations les plus atteintes dans les
vallées, au bord des cours d'eau; d'autre part, le professeur
TEISSIER considère comme certaine la possibilité d'existence de la diplo-bactérie grippale dans l'eau.... De ces
diverses constatations, dérivent naturellement des prescriptions hygiéniques sur l'eau alimentaire qui devra être
filtrée et bouillie, sur la nécessité d'éviter les lieux bas et
humides, les temps brumeux.

Les infections secondaires, les invasions microbiennes
nouvelles, auxquelles la grippe nous livre désarmés devront être évitées par l'éloignement des malades à streptocoques et à pneumocoques; l'hygiène personnelle se préoc-
cupera de détruire les germes que nous portons en nous,
à l'état de santé, et qui deviendraient particulièrement
nocifs pour un organisme affaibli par l'invasion grippale.

(1) PERSONS. Loc. cit.

M. le médecin-inspecteur VALLIN (1) recommande de pratiquer avec le plus grand soin l'antisepsie de la bouche et du nez.

Les recherches de PFEIFFER et d'autres bactériologistes démontrant la présence de l'agent pathogène dans les bronches et dans les sécrétions broncho-pulmonaires, il importe de recueillir les crachats et de les détruire. Comme la prescription de cracher uniquement dans les crachoirs n'est jamais observée, la désinfection sérieuse des planchers devra être effectuée avec la plus grande minutie. Les désinfections générales des locaux occupés par les malades ont constamment accéléré la fin des épidémies (2).

Il convient de citer l'instruction ministérielle du 30 mars 1895, sur l'hygiène des hommes de troupe *(Bulletin officiel,* n° 14, page 292, 1895); elle constitue un document du plus haut intérêt. La tenue des chambres, leur nettoyage, leur désinfection, leur chauffage y sont l'objet d'indications précises; la désinfection des baquets et des latrines, l'habillement, les eaux alimentaires, l'hygiène des marches et manœuvres, l'hygiène des camps, des bivouacs et des cantonnements y sont exposés dans autant de paragraphes courts et instructifs. Enfin, les recommandations au sujet des épidémies grippales doivent être reproduites en entier.

« *Epidémie de grippe.* — Les mesures à prendre sont
» les suivantes : la durée des exercices en plein air, spé-
» cialement le matin, sera aussi courte que le permettent
» les nécessités de l'instruction ; ces exercices seront réglés
» de telle sorte que les périodes d'immobilité soient aussi
» peu prolongées que possible et que les hommes soient
» presque continuellement tenus en mouvement. Cepen-
» dant un entraînement progressif et modéré est un des

(1) VALLIN. *Société de médecine publique,* 1891.
(2) DEMMLER. *Arch. de méd. et de pharm. milit.* Février 1892.

4

» moyens d'obtenir la résistance à l'influence épidémi-
» que.

» Les exercices auront lieu, s'il est possible, dans des en-
» droits clos et couverts (manèges, magasins, halles, etc.),
» déjà à l'usage des troupes, ou momentanément mis à
» leur disposition par les municipalités.

» Les postes et corvées devront être réduits au strict né-
» cessaire. Les sentinelles seront relevées toutes les heu-
» res et devront porter leur manteau de guérite.

» En dehors du quartier, les troupes à cheval devront
» avoir le manteau ; dans l'infanterie la veste sera toujours
» portée sous la capote. En raison des complications ab-
» dominales, fréquentes dans la grippe, on fera usage de
» la ceinture de flanelle.

» Si la maladie tend à se propager dans un corps, le
» général commandant le corps d'armée pourra, sur l'avis
» du directeur du service de santé, ordonner l'allocation
» temporaire d'une infusion légère de thé sucré (trois
» grammes de thé et dix grammes de sucre par homme et
» par jour), à distribuer aux hommes matin et soir, dans
» l'intervalle des repas. (Le combustible sera fourni par le
» corps.)

» La dépense sera remboursée au corps par le service
» de santé pour le thé et par le service de l'intendance
» pour le sucre.

» Il sera rendu compte au Ministre (5e et 7e directions),
» de ces allocations et des dépenses qu'elles auront occa-
» sionnées.

» Des locaux d'isolement suffisants seront préparés dans
» chaque casernement pour recevoir, en observation, les
» malades légèrement atteints et soigner les convalescents,
» sans encombrer les infirmeries.

» Ces locaux seront convenablement chauffés, le princi-
» pal danger de la grippe venant de l'action pénétrante du
» froid sur les organes respiratoires déjà influencés.

» Les médecins surveilleront très attentivement les ma-

» lades atteints d'une affection même légère des voies
» respiratoires et ceux que leurs antécédents morbides et
» leur constitution organique signaleront comme devant
» offrir moins de résistance à la maladie.

  » Toutes les précautions seront prises pour que les ma-
» lades ne soient pas exposés à se refroidir pendant leur
» transport à l'hôpital.

  » On pourra à titre exceptionnel accorder des permis-
» sions, dans les limites du service, surtout aux hommes
» faibles de constitution. »

Enfin, en partant de cette notion universellement ac-
ceptée de la réceptivité particulière des organismes affai-
blis par la grippe, pour les infections secondaires, on devra
se souvenir de cette recommandation si sage du professeur
PETER, que les malades de la grippe doivent guérir les
pieds sur les chenêts et prolonger autant que possible le
repos de la convalescence. On évitera de la sorte les re-
chutes si fréquentes et si graves de la maladie.

2° TRAITEMENT PRÉVENTIF.

Ces règles d'hygiène générales n'offraient qu'une satisfaction relative aux médecins qui se préoccupaient de ces
questions prophylactiques, aussi l'idée de rendre l'organisme réfractaire à l'invasion du germe grippal surgit-elle
dans de nombreux esprits.

Partant de l'incontestable utilité de la quinine dans
la grippe confirmée, ils songèrent à l'administrer
d'une façon préventive. Ces essais furent faits méthodi-
quement dans l'armée allemande : dans un régiment de
hussards en proie à l'épidémie, un escadron sur cinq fut
soumis à l'usage quotidien de 0 gr. 50 de quinine par
homme et par jour. Le nombre des malades fut dès lors
bien inférieur dans cet escadron-là. Mais, à côté de ce fait
positif, les médecins allemands citent l'exemple des élèves

de l'Ecole de guerre de Glogau qui, systématiquement
soumis à ce régime, furent très cruellement éprouvés (1).
En France, le docteur Mossé de Bordeaux (2) conclut de
ses recherches expérimentales et cliniques que la quinine
exerce une action préventive et frénatrice sur les manifestations grippales; elle rend l'organisme réfractaire à
l'envahissement des infections secondaires. A faibles do-
ses, dit-il, les sels de quinine et quinquinas augmentent
la résistance de l'organisme au germe infectieux..... ?

Dans un autre ordre d'idées, Bruschettini (3) affirme
que le lapin peut être vacciné contre les cultures du bacille
de l'influenza, en employant, après les avoir filtrées, des
cultures dans le sang : le sérum des animaux ainsi vaccinés
serait antitoxique et aurait un fort pouvoir bactéricide; il
conférerait l'immunité contre l'infection et l'intoxication
par le bacille de l'influenza.

Il suffirait pour cela d'injecter $\frac{1}{42}$ de centimètre cube de
ce sérum par kilogramme de poids du corps de l'animal.

Il agirait aussi comme curatif, en abaissant la température et en préservant de la mort des lapins présentant,
depuis 48 heures, la forme la plus grave de l'infection déterminée par l'injection dans la trachée de cultures pures
du bacille de l'influenza. Nous réservons notre apprécia-
tion sur cette vaccination; mais l'efficacité d'une vaccination serait-elle démontrée qu'il serait impossible de vul-
gariser une inoculation préventive dans une maladie dont
la gravité est si variable: tantôt elle ne constitue qu'une
indisposition insignifiante de 24 ou 48 heures, d'autres fois,
elle revêt le caractère le plus grave. La vaccination ne
serait applicable qu'une fois la maladie confirmée,
comme cela se fait pour le sérum antidiphtérique.

---

(1) Demmler, Loc. cit.
(2) Mossé. Acad. de méd. 28 octobre 1894.
(3) Bruschettini. L'immunita sperimentale nall'Influenza. La Riforma médica.
17 juillet 1893.

3° TRAITEMENT PHARMACEUTIQUE.

Si l'action préventive de la quinine contre la grippe est encore très contestée, il n'en est pas de même de son action curative : la plupart des médecins s'accordent à dire que la médication quinique est la médication de choix. Le professeur TEISSIER a expérimenté *in vitro*, l'action des sels de quinine sur les cultures de la diplo-bactérie à laquelle il attribue l'infection et il a constaté un retard marqué dans le développement des colonies, une paralysie très prononcée des germes. Cette même expérience lui a donné des résultats semblables pour le chlorhydrate d'ammoniaque préconisé par MAROTTE (1). La clinique a confirmé ces résultats et ces deux médicaments ont pris une importance inégale, mais sérieuse, dans le traitement de la maladie.

L'antipyrine a joui d'une vogue réelle au début de l'épidémie de 1889-90 ; elle calmait la céphalée et atténuait les douleurs de la courbature si fatigante du début ; elle abaissait également la température. Des accidents ont été observés, qui ont restreint son emploi à quelques indications formelles ; en tous cas, il paraît prudent de ne pas prolonger son administration qui rend la convalescence plus longue. La quinine, par son action antifébrile et antiseptique rend l'évolution microbienne moins active, en même temps qu'elle diminue l'intensité de la fièvre. De plus, elle tonifie le système nerveux que l'antipyrine, l'antifébrine et la phénacétine dépriment d'une façon sensible (2).

Dans la série des médicaments généraux, nous citerons les bains tièdes préconisés par le professeur MANASSEINE, de Saint-Pétersbourg ; leur indication est formelle dans

(1) MAROTTE.
(2) BARTH. *Thérapeutique des maladies des organes respiratoires*, chez O. Doin (Paris 1894).

les cas de fièvre intense avec dyspnée hors de proportion
avec les signes généraux, dans l'insomnie et le délire. Les
bains tièdes (30°) ou frais (24° à 25°) sont bien supportés ;
ils amènent une détente dans les principaux symptômes et
favorisent la diurèse ; nous parlerons plus loin de leur indication plus spéciale dans les formes cérébro-spinales. Dans
les *formes légères*, le repos au lit, l'administration de la
quinine, associée à l'antipyrine s'il y a céphalée et courbature, et à l'alcool, sous forme de grogs, suffisent en général, pour amener la guérison.

Dans les *formes catarrhales*, lorsque les organes respiratoires sont pris, s'il s'agit simplement de bronchite, à la
quinine et à l'antipyrine des premiers jours, il est nécessaire d'ajouter des révulsifs tels que les ventouses sèches,
nombreuses, les cataplasmes sinapisés sur la partie supérieure du thorax, on peut y joindre le chlorhydrate d'ammoniaque de MAROTTE.

Si la bronchite est sérieuse, on pourra, tout en conti-
nuant la quinine, alterner l'emploi du chlorhydrate d'ammoniaque et du kermès. Si la température se maintient
très élevée, la dyspnée intense et qu'il y ait du délire, les
bains tièdes ou frais trouvent leur indication. Mais il importe de surveiller l'état du cœur. L'action cardiaque est-
elle faible ou irrégulière, le pouls petit et fréquent, le
visage cyanosé, on remplacera le kermès, dont l'action
serait déprimante, par les toniques du cœur et du système
nerveux : la digitale, la caféine, l'éther, la strychnine.
Dans cette situation, si souvent réalisée dans le syndrome
grippal, la quinine (1 gramme au moins en deux fois), les
injections sous-cutanées de caféine et d'éther (une de
chaque par jour) et les révulsions cutanées par les sinapismes ou les pointes de feu légères formeront toute la
thérapeutique, avec l'alcool donné avec modération. Pendant ce temps le malade sera alimenté avec du lait, des
œufs, du bouillon.

Lorsque la fièvre est abattue et les principaux symptômes

atténués, on cherchera à vaincre l'asthénie généralisée par
la strychnine : l'association de la teinture de noix vomique
et de la teinture de badiane remplit heureusement cette
indication.

Les vésicatoires sont assez souvent indiqués. Parfois,
après les premiers jours, il ne subsiste qu'une toux incessante, violente, provoquée par un chatouillement au niveau
de la partie supérieure du sternum ; une mouche de Milan
placée au niveau de l'articulation de la première ou de la
deuxième côte, avec le sternum suffit souvent à achever
la guérison.

Dans d'autres cas fort nombreux, la toux reste grasse et
l'expectoration est épaisse, muco-purulente et très abondante. La créosote nous a paru être le médicament héroïque
de cette phase de la bronchite grippale ; en capsules (six
à huit par jour) ou en injections sous-cutanées, elle mo-
difie rapidement l'expectoration, et, au fur et à mesure
de son administration, on voit les crachats s'aérer et
changer de couleur.

La congestion pulmonaire, la spléno-pneumonie sont
justiciables des mêmes moyens auxquels il convient d'ajouter en première ligne, dans les congestions, les émissions
sanguines locales (ventouses scarifiées), et dans la spléno-
pneumonie, les vésicatoires.

La broncho-pneumonie et la pneumonie grippale seront
traitées comme la bronchite : quinine au début, kermès,
ventouses scarifiées, injections d'éther, de caféine, digitale,
alcool, quinquina ; léger purgatif, ventouses sèches nombreuses, bains frais toutes les trois heures si la fièvre et la
dyspnée sont menaçantes.

Après la chute de la fièvre : vésicatoires, pointes de feu,
toniques généraux, tels que fer, arsenic, phosphore, etc.

L'on sait que la tendance à la suppuration est un caractère propre à l'infection grippale, et les nombreuses autopsies pratiquées au cours des épidémies, notamment celles
de Kouskow, ont démontré la présence des foyers suppu-

rés dans la plupart des organes. Aussi, quand la pneumonie traîne et que l'état général ne laisse pas espérer la
défervescence, peut-être y aurait-il lieu d'essayer le procédé de *révulsion à distance* préconisé, dans d'autres cas,
par FOCHIER, de Lyon, et qui consiste à provoquer des
abcès artificiels au moyen d'injection d'essence de té-
rébenthine dans le tissu cellulaire sous-cutané. Ces *abcès
de fixation* ont été provoqués avec des résultats divers
par LÉPINE, DIEULAFOY, OLIVIER, GINGEOT, FRANC, de
Bruxelles, REVILLIOD, RENDU, CHANTEMESSE, MOSSÉ,
etc., dans la pneumonie grave en dehors de la grippe.
Une de nos observations (l'abcès du périnée) nous a sug-
géré l'idée que ce procédé pourrait être une ressource
ultime dans la pneumonie grippale; il s'agissait, rappe-
lons-le, d'un homme de 40 ans environ qui, atteint de
grippe caractérisée par de la fièvre, de la courbature, de
la céphalée, eut en quelque sorte *un abcès de fixation
naturel* dans le tissu cellulaire du périnée. Toute autre
détermination eût été d'une gravité extrême, et cette
localisation nous a semblé des plus heureuses. De là
l'idée, que nous n'avons pas eu l'occasion de mettre à
l'essai, de l'utilité de provoquer dans les cas graves, mais
à temps, des abcès de fixation.

Dans l'*asthénie cardiaque* du cours de la maladie ainsi
que dans celle de la convalescence, toute la gamme des
médicaments toniques est indiquée : la teinture de noix
vomique, associée à la teinture de badiane; le café ou la
caféine et le phosphate de soude ou le phosphure de zinc
peuvent être employés utilement. Dans les pseudo-angines
de poitrine ou tout au moins dans les cas observés par
nous, la médication fut pour ainsi dire nulle; quelques
sinapismes, du lait et du sirop d'éther. Si la situation
s'était aggravée, nous aurions eu recours à la quinine suivant le conseil de A. SANSOM,

Dans les localisations cérébro-spinales, la médication
de choix est toujours la balnéation : les bains tièdes

(30°) ou frais (24° à 28°) amènent le plus souvent une
détente marquée de tous symptômes. Quand il existe
de la pneumonie concomitante, on hésite à appliquer
cette méthode et on regrette plus tard cette hésitation :
c'est le sentiment que nous avons éprouvé quand nous
avons vu un de nos malades (délire maniaque) mourir
en quelques heures. L'indication paraissait, dans l'espèce,
d'autant plus formelle que, dans son délire, il refusait
tout médicament et que, seule, la voie endermique nous
restait.

L'isolement, le chloral, l'antipyrine, la vessie de glace
sur la tête, les révulsions éloignées, les vésicatoires à la
nuque, les sangsues derrière les oreilles nous fournissent
une série de moyens énergiques parmi lesquels on peut
choisir utilement. Nous avons peu de chose à dire du
traitement des localisations grippales sur l'appareil *génito-
urinaire;* les moyens à employer sont ceux qui sont
d'usage dans ces affections, en dehors de l'affection grippale qui, elle, est justiciable de la quinine et des médica-
tions générales que nous avons indiquées. Dans l'albuminurie, on insistera sur la diète lactée qui constitue un
moyen diurétique puissant et favorise l'élimination des
toxines. On pourra employer concurremment le lactate de
strontium à la dose de 4 à 5 grammes (1).

Nous avons vu plus haut que l'appareil *auditif* était
souvent touché par la maladie : otites externes et otites
moyennes généralement persistantes et tenaces. Les la-
vages antiseptiques à l'eau boriquée tiède ou à la solution
chaude de coaltar saponiné (2) nous ont suffi dans tous les
cas pour amener la guérison. Comme l'avait observé déjà
MENIÈRE, dans 57 cas, la *restitutio ad integrum* fut obte-
nue dans presque tous les cas. Nous avons enregistré
cependant deux cas, de perforation du tympan persistante.

(1) TROUILLET et ESPRIT. *Loc. cit.*
(2) MENIÈRE. *Loc. cit.*

Jamais il n'a été nécessaire de trépaner l'apophyse mastoïde.

Les affections de la *bouche, du nez et des yeux* sont justiciables des moyens habituels. Toutefois nous citerons notre expérience personnelle pour un coryza grippal avec écoulement muco-purulent extrêmement abondant : un lavage à la solution de sulfate de cuivre au millième, exercé avec un laveur donnant un jet assez énergique, a déterminé une douleur extrêmement vive, mais une guérison radicale.

Nous terminerons cet essai thérapeutique par le conseil d'éviter les interventions chirurgicales non indispensables en temps de grippe (1).

Le professeur VERNEUIL a constaté que la tendance pyogénique du germe grippal rend les opérations moins sûres, favorise les suppurations et même l'infection purulente.

Certains auteurs ont contesté cette assertion qui a été confirmée, d'autre part, par les observations de DEMONS (de Bordeaux) (2).

(1) VERNEUIL. Acad. de méd. 6 mai 1890.
(2) DEMONS, de Bordeaux. 6 mai 1890.

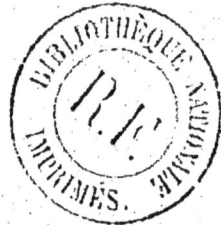

Clermont-Ferrand, typographie Mont-Louis, rue Barbançon, 2.

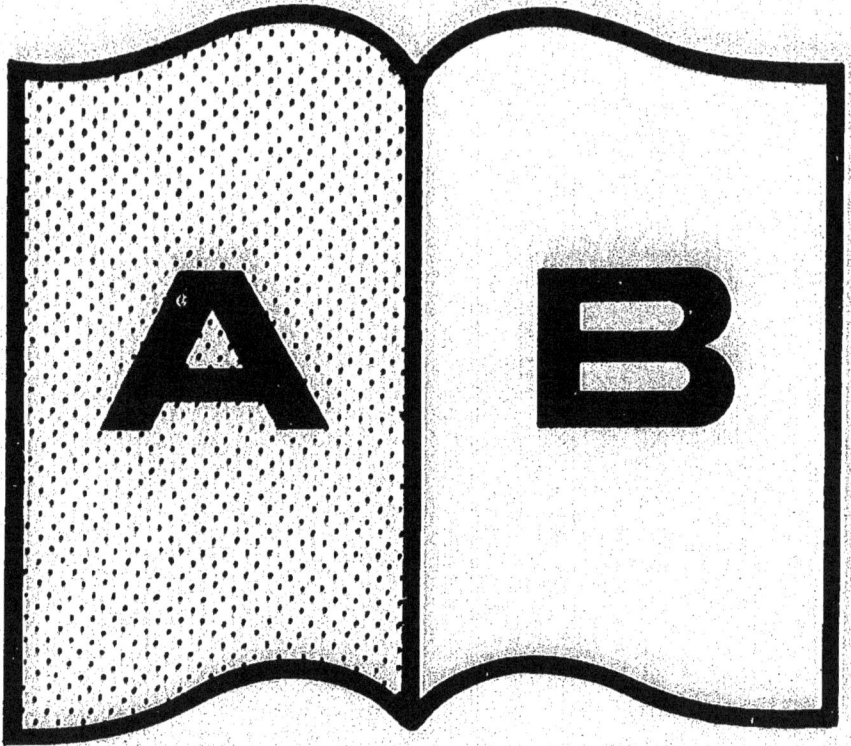

Contraste insuffisant

NF Z 43-120-14